코로나 사이언스

* 이 책은 2021년 1월 12일부터 IBS에서 발행한 <코로나19 과학 리포트 2>를 단행본화한 것입니다.
* 책에 등장하는 통계 및 연구 자료들은 2021년 8월에 업데이트 및 수정을 거쳤습니다.

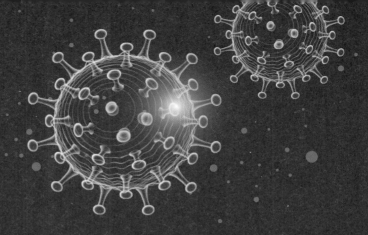

코로나 사이언스 COVID-19

팬데믹에서
엔데믹으로

기초과학연구원(IBS) 기획

동아시아

가짜뉴스를 반박할 진짜 과학

한국과학기자협회 회장, 조선일보 과학전문기자
이영완

해마다 10월이면 전 세계 과학자들의 눈이 스웨덴으로 쏠린다. 노벨상이 발표되는 시즌이기 때문이다. 기자들은 그동안 취재를 통해 그해의 수상자를 점쳐본다. 노벨상은 보통 수십 년 전에 나온 연구 성과에 돌아간다. 잊고 있었지만 막상 발표가 되면 수상이 당연했다는 생각이 든다.

올해는 조금 달랐다. 지난 2년 동안 전 세계를 공포에 몰아넣은 신종코로나바이러스감염증(코로나19)이 사상 유례 없는 속도로 개발된 백신에 의해 조금씩 통제되고 있다. 과학기자들은 이번에 처음 상용화된 mRNA(전령리보핵산) 백신 개발자가 노벨상을 받지 않을까 기대했다. 바로 미국 펜실베이니아대의 드루 와이즈먼Drew Weissman 교수와 커털린 커리코Katalin Karikó 독일 바이온텍 수석 부사장이다.

두 사람은 최근 '실리콘밸리 노벨상'이라는 브레이크스루 생명과학상과 '의학 노벨상'이라는 라스커상을 잇따라 수상했다. 커리코 부사장은 로레알 세계여성과학자상도 받았다. mRNA를 백신으로 쓰는 아이디어는 1990년대부터 나왔지만 염증 반응을 막지 못해 상용화되지 못했다. 두 사람은 2005년 펜실베이니아대에서 mRNA의 구성 분자 하나를 다른 형태로 바꾸면 면역세포가 공격하지 않는다는 사실을 알아냈다.

기자들은 mRNA 구조를 바꾼 연구라는 점에서 노벨 의학상이 아니라 화학상을 받을 것이라고 구체적인 기대까지 했다. 하지만 예상과 달리 화학상은 근 10년 만에 순수 화학 연구 성과에 돌아갔고, 의학상은 인간의 감각 기능을 밝힌 연구자가 받았다. 그렇지만 오랜만에 여러 과학기자들이 같은 생각으로 노벨상 수상자를 기대하는 경험을 했다.

지금이야 코로나 바이러스나 mRNA, 백신 등이 익숙한 용어이지만 코로나19 초기에는 여간 생소한 개념이 아니었다. 바이러스를 잘 아는 전문가도 부족했고, 항체 치료제나 백신은 기초과학자들이 익숙하지 않은 의학과 제약의 영역이어서 어디까지 물어야 할지 가늠하기 어려웠다. 과학기자들이 노벨 화학상 수상자로 mRNA 백신 개발자들을 예상한 것은 기초과학연구원IBS의 『코로나 사이언스』 시리즈에 힘입은 바 크다.

이 중 한 편에서는 커리코 부사장과 와이즈먼 교수의 연구에 대해 'mRNA 백신의 경우 RNA의 자연적인 염기 성분을 수도유리딘 pseudouridine, 메틸수도유리딘N1-methyl-pseudouridine, 메틸사이토신5mC과 같은 인공적인 유도체로 교체함으로써 과다한 면역 반응을 피하고 단백질 생산이 잘 일어나도록 설계한다'라고 썼다. 암호 같은 문장이지만 읽고 또 읽으면 무엇이 문제였고 무엇을 해결하려 했는지 감이 잡혔다.

평상시 같으면 쉽게 쓴 글이 필요했을지 모르나, 이번 코로나19 위기 속에서는 가짜뉴스를 반박할 진짜 과학이 필요했다. 과학자들이 쉽게 설명하려고 하다 보면 꼭 필요한 이야기가 누락되어 잘 모르는 사람들이 오해하게 되는 경우가 적지 않다. 반면에 IBS의 『코로나 사이언스』시리즈는 불필요한 윤색을 거의 하지 않아 그런 점에서 자유로웠다. 항체 치료제를 소개한 글은 기본 원리와 효과, 기대감과 함께 예상 가능한 부작용까지 총망라했다는 점에서 균형 잡힌 시각을 제공했다.

물론 아쉬움이 없는 것은 아니다. 아무리 시간이 부족했다 하더라도 그동안 나온 리포트들을 이해하기는 고전 읽기만큼이나 어려운 일이었다. 투명한 정보 공개 자체는 좋은 일이지만, 정작 공개된 정보 자체가 이해하기 어렵다면 역시 소수에게만 활용되는 악순환이 벌어질 수밖에 없다. 그 점에서 앞으로 과학자와 기자들의 적극적인 소통이 더 필요하지 않을까 생각한다.

'위드 코로나'와 국민을 지키는 기초과학

기초과학연구원(IBS) 원장
노도영

과학의 중요한 한 축은 현재의 정보를 바탕으로 미래를 예측하는 것이다. 자연의 섭리에 대한 이해를 기초로 현재가 미래로 진화하는 시간 변화time evolution의 원리를 발견하고, 현 상태에 대한 최대한의 정보를 더해 미래를 내다보려는 시도이다. 다만 원리에 대한 이해가 완벽하지 않고 현재의 정보가 부족할 때, 우리는 종종 과학자들의 직관instinct에 기대어 미래를 바라보곤 한다. 미래에 대한 예측은 개개인, 나아가 인류의 생존에 있어 항상 중요한 이슈였다. 특히 현대사회에서는 예언자의 예지력이나 정치가의 정견보다, 과학자의 직관이 신뢰를 받는다.

"코로나19가 완전히 종식되기는 어려울 것 같다. 앞으로는 주기를 두고 나타나는 사스코로나바이러스-2에 의한 감염에 잘 대응하며 살아갈 방안을 찾아야 한다."

이 책의 전편인 『코로나 사이언스』에서 고규영 IBS 혈관연구단장이 제시한 전망이다. 2020년 초 책을 기획할 때만 해도 코로나19 상황은 혼란에 가까웠다. 생경한 바이러스의 위력과 파급력에 세계는 속수무책으로 팬데믹을 맞았다. 어려운 혼돈의 상황에서 해법은 과학에서 찾을 수밖에 없었다. IBS 과학자들은 긴급한 상황 인식에 따라 연구계획을 수정하면서 코로나19 분석에 매진했고, 빠르게 바이러스의 실체에 대한 다양한 사실을 밝혀냈다. IBS 과학자들은 이를 적극적으로 사회와 공유할 필요성을 느꼈고, IBS의 첫 과학 교양서 『코로나 사이언스』는 그렇게 시민들과 만나게 되었다. 이 책의 진정한 가치는 IBS 과학자들이 과학적 지식과 직관에 근거한 '자신들의 의견'을 진솔하게 전달한 것에 있다.

서두에 언급한 고규영 단장의 글도 그중 하나이다. 지금이야 '위드 코로나'가 정부 정책으로 검토되고 있지만, 작년 초만 해도 쉽게 상상하기 힘든 미래였다. 고규영 단장은 과학자로서 현실을 냉정히 분석하여 합리적 대안을 제시한 것이다. 이러한 과학적 지식과 직관이 『코로나 사이언스』를 관통하는 주제였다. 그리고 넘쳐나는 가짜뉴스 속에서 '진짜 과학'에 목말라 하던 독자들이 많은 성원을 보내주었다. 덕분에 『코로나 사이언스』는 주요 서점의 베스트셀러는 물론, 여러 기관의 우수도서로 선정될 수 있었다. 과학자들의 진정성 있는 노력에 사회가 응답해준 흔치 않은 사례라고 할 만하다.

그리고 1년이 지난 2021년 말 다시 『코로나 사이언스: 팬데믹에서 엔데믹으로』를 내게 되었다. 팬데믹이 조기 종식되어 이 책이 나오지 않는 편이 바람직했을 것이지만, 현실은 우리의 바람과는 다르게 흘러 갔다. 1년 만에 후속편 『코로나 사이언스: 팬데믹에서 엔데믹으로』를 발간하게 된 이유를 다음의 두 가지로 정리해본다.

첫째, 바이러스의 진화와 과학의 진보가 급격히 이루어졌다는 점이다. 지난 1년간 바이러스 변이가 팬데믹의 새로운 변수로 부상했고, 동시에 바이러스에 맞선 과학의 반격이 시작됐다. 인류와 바이러스가 치열하게 전쟁하면서 출구전략이 불확실해지는 상황도 벌어졌다. 작년 말부터 글로벌 제약회사들이 개발한 코로나19백신이 게임체인저로 등장했으며, 이는 신속성과 정확성에서 인류의 백신 개발 역사를 새로 썼다는 평가를 받는다. 그중 화이자와 모더나 백신의 핵심 물질인 mRNA는 현대 생명과학의 새로운 총아로서 주목받게 됐다. 1부와 2부에서 이러한 역사적 변화의 과학적 의미를 조명했다. 특히 RNA 분야의 세계적 석학인 김빛내리 IBS RNA 연구단장이 mRNA의 백신 개발원리와 의료적 활용 가능성을 설명한 글은 독자들에게 최전선의 과학 지식을 전달해줄 것이다. 더불어 감염 기전 규명, 새로운 진단기법 개발, 치료제 후보 발견 등 코로나19 관련 세계적 주목을 받은 IBS 과학자들의 성과들도 살펴볼 수 있다.

둘째로 코로나19 사태가 기초과학에 주는 메시지를 되새겨야 할 필요성이다. 이 책의 3부에서는 코로나19가 개인은 물론 국가와 사회에 미친 큰 영향을 살펴본다. 더불어 거시적으로 사태를 돌아보고 미래를 대비하는 노력의 중요성을 논한다. 바로 이 점에서 축적된 기초과학의 역량이 국민과 국가를 지키는 데 얼마나 중요한지 강조하고 싶다. 코로나19 사태에서 우리는 방역은 잘해냈지만, 게임체인저가 될 백신을 선도적으로 개발하지는 못했다. 그 이유는 사회를 지탱하는 기반으로서의 기초과학 지식의 축적 부족에 있을 것이다. 2부에서 살펴본 코로나19 백신의 성공적 개발은 아쉽게도 우리가 아니고 미국, 영국 등에서 이루어진 것이다. 그래서 기초과학의 관점에서 모더나의 백신 개발을 분석한 천진우 IBS 나노의학연구단장의 글과, 포스트 코로나 시대에 기초과학 역할을 전망한 최영기 IBS 한국바이러스기초연구소장의 글은 시사적이다. 두 석학은 백신 주권이 기초과학 육성의 토대 위에서 오랜 시간에 걸쳐 형성됨을 강조한다. 이는 위드 코로나 시대에도 예외가 아니다. 바이러스와 공존하되, 최소한 이를 통제할 수 있는 과학적 역량은 갖춰야 하는 것이다.

IBS는 올해로 설립 10주년을 맞이했다. 그간 국민의 성원과 정부의 지원에 힘입어 우수한 인력과 인프라를 구축했고, 코로나19 국면에서 어느 정도 기여할 수 있었다. IBS는 10년의 성과를 바탕으로 '인류와 사회를 위한 새로운 발견'의 비전을 이루어가며, 자연의 위협으로부터 국민을 지키는 역할도 함께 수행할 계획이다. 특히 올해 출범한 한국바이러스기초연구소를 거점으로 바이러스의 위협에 맞서는 중장기 기초연구 역량을 갖추어나갈 것이다. 두 권의 『코로나 사이언스』를 발간한 것처럼, 최전선의 과학 지식을 사회와 공유하는 노력도 계속할 것이다.

'국민을 지키는 국가 기초과학연구소' IBS에 여러분의 지지와 격려를 부탁드린다.

전북대 의대에서 박사학위를 취득하고, 미국 코넬대와 인디애나주립대에서 박사후연구원으로 일했다. 전북대 의대 교수와 포스텍 생명과학과 교수를 거쳐 현재 IBS 혈관 연구단 단장이자 KAIST 의과학대학원 특훈교수로 재직 중이다. 혈관 및 림프관 연구 분야 세계적 권위자로 꼽힌다. 최근에는 코로나19 감염이 비강 섬모상피세포에서 시작됨을 규명한 연구로 주목받았다.

고규영

한양대 분자시스템공학과를 졸업하고, 서강대 일반대학원 과학커뮤니케이션 협동과정에서 석사학위를 받았다. 동아사이언스에서 《동아일보》의 과학담당기자, 과학전문 잡지 《과학동아》 기자로 일했다. 현재는 IBS 커뮤니케이션팀에서 근무하고 있다. 『미래를 읽다 과학이슈 11: 시즌6』, 『미래를 읽다 과학이슈 11: 시즌7』 등을 공동 저술했다.

권예슬

마이크로RNA 분야를 개척한 세계적 석학으로, IBS RNA 연구단 단장이자 서울대 생명과학부 석좌교수로 재직 중이다. 2007년 호암의학상, 2013년 대한민국 최고과학기술인상, 2019년 아산의학상 등을 수상했으며, 최근 영국왕립학회 회원으로 선출됐다. 2020년 사스코로나바이러스-2의 고해상도 유전자 지도를 처음으로 완성하며 전 세계의 주목을 받았다.

김빛내리

KAIST 생명과학과에서 박사학위를 취득했으며, 현재는 KAIST 의과학대학원 부교수로 재직 중이다. 구조 생물학 분야에서 혁신적 성과를 창출해온 젊은 연구자로, 2018년 IBS 바이오 분자 및 세포구조 연구단 단백질 커뮤니케이션 그룹의 CI(Chief Investigator)로 선정되었다. 2007년 신진과학자상, 2018년 젊은 의학자 부문 아산의학상을 수상했다.

김호민

서울대 동물학과를 졸업하고 분자생물학 석사학위를 취득한 뒤 미국 브라운대에서 분자생물학 박사학위를 받았다. 현재는 IBS 유전체 항상성 연구단 단장이자 UNIST 생명공학과 특훈교수로 재직 중이다. DNA 복구 및 게놈 안정성 연구 분야 석학으로 인류 최대의 관심사인 암·노화·진화에 대한 DNA의 작용 기작을 분자 수준에서 규명하는 연구를 진행하고 있다.

명경재

연세대 의대에서 박사학위를 취득하고, 미국 국립보건원^{NIH} 연구원으로 일했다. 현재는 IBS 한국바이러스기초연구소 바이러스 면역 연구센터장이자 KAIST 의과학대학원 교수로 재직 중이다. 간염 바이러스에 대한 면역 반응 연구에 매진해온 세계적 연구자로, 최근에는 코로나19가 중증으로 발전하는 원인 규명, 코로나19 기억 면역 가능성을 확인한 연구 등으로 주목받았다.

신의철

고려대 경영학과를 졸업하고, 1997년~2012년 매일경제신문사 기자로 일했다. 과학기술을 담당하며 교육과학기술부 과학기자단 간사와 한국과학기자협회 부회장을 맡은 바 있다. IBS로 자리를 옮기고 전략기획팀장, 대외협력실장, 정책기획본부장을 거쳐 현재 연구지원본부장으로 일하고 있다. 한국기자협회 이달의 기자상, 씨티그룹 대한민국언론상 등을 수상했다.

심시보

서울대 생물교육과를 졸업하고, 미국 일리노이주립대(어바나-샴페인)에서 생리학 박사학위를 취득했다. 미국 스크립스연구소 및 존슨앤드존슨의 연구원으로 일했다. 고려대 생명과학부 교수를 거쳐 현재는 서울대 생명과학부 교수이자 IBS RNA 연구단 연구위원으로 재직 중이다. 주요 연구 분야는 면역학으로 바이러스의 면역 회피 메커니즘을 연구하고 있다.

안광석

엄재구

전북대 수의과대학을 졸업하고 동 대학에서 박사학위를 취득했다. 농림축산검역본부 및 국립환경과학원에서 연구사 및 연구관으로 근무했으며, 이후 캐나다 서스캐처원대 VIDO연구소 연구원으로 일했다. 현재는 전북대 수의과대학 교수로 재직 중이다. 박쥐에서 인간으로 전파 가능한 바이러스의 특성 연구를 수행하고 있다.

이보영

건국대 생물학과를 졸업하고, 미국 오하이오주립대에서 신경생물학 박사학위를 취득했다. 미국 예일대 및 한국과학기술연구원KIST에서 박사후연구원으로 일했다. 현재는 IBS 인지 및 사회성 연구단 연구위원으로 재직 중이다. 주요 연구 분야는 신경생물학으로 여러 정신 질환 동물 모델에서 당질화의 기전 연구를 하고 있다.

이재현

연세대 화학과를 졸업하고, 동 대학원에서 무기화학 박사학위를 취득했다. 로스앤젤레스캘리포니아대UCLA 물리학과 방문연구원 및 하버드대 화학과 박사후연구원으로 일했다. 현재는 연세대 고등과학원 조교수이자, IBS 나노의학 연구단 연구위원으로 있다. 주요 연구 분야는 나노바이오 및 나노바이오일렉트로닉스로 나노물질을 이용한 바이오 디바이스를 연구 중이다.

이준이

이화여대 과학교육학과를 졸업하고, 서울대 대기과학과에서 이학 박사학위를 취득했다. NASA GSFC에서 박사후연구원을 거쳐 하와이대 국제태평양연구소에서 연구원으로 일했다. 현재는 부산대 기후과학연구소 부교수이자 IBS 기후물리 연구단 연구위원으로 재직 중이다. 기후변화에 관한 정부 간 협의체IPCC 6차 평가보고서에서 제1실무그룹 총괄 주저자를 역임했다.

이창준

미국 시카고대 화학과를 졸업하고, 컬럼비아대에서 신경생리학 박사학위를 받았다. 미국 에모리대 박사후연구원을 거쳐 한국과학기술연구원KIST에서 근무하며 신경교세포연구단장을 역임했다. 현재는 IBS 인지 및 사회성 연구단 단장으로 재직 중이다. 교세포 분야의 세계적 권위자로 2014년 장진학술상, 2016년 경암학술상, 2017년 과학기술 포장 등을 수상했다.

이효정

경북대 통계학과를 졸업하고, 울산과학기술원UNIST 수리과학과에서 이학 박사학위를 받았다. 일본 홋카이도대 의학대학원 조교수, 국가 수리과학연구소 부산의료수학센터장을 거쳐, 현재는 경북대 통계학 과 조교수로 재직 중이다. 주요 연구 분야는 수리 통계학적 분석을 통한 감염병 예측으로, 최근에는 코로나19 감염 확산 예측 및 방역 정책 효과 분석 연구를 진행하고 있다.

차미영

KAIST 전산학과에서 박사학위를 취득했으며, 독일 막스플랑크연구 소에서 박사후연구원으로 일했다. 아시아 최초로 페이스북 데이터 사이언스팀의 초빙교수로 근무했고, 정보과학회 젊은 정보과학자상 과 AAAI ICWSM Test of Time Award를 수상했다. 현재 KAIST 전 산학과 부교수이며, 2019년부터 IBS 수리 및 계산 과학 연구단 데이 터 사이언스 그룹 CI로 겸직 중이다.

천진우

연세대 화학과를 졸업하고, 미국 일리노이주립대(어바나-샴페인)에서 화학 박사학위를 취득했다. KAIST 교수를 거쳐 현재 연세대 화학과 교수이자 IBS 나노의학 연구단 단장으로 재직 중이며, 미국화학회에 서 발간하는 Accounts of Chemical Research의 시니어 편집자로 도 활동하고 있다. 질병의 정확한 진단 및 치료에 돌파구를 제시할 정밀 나노의학을 연구하고 있다.

최영기

충남대 수의학과를 졸업하고, 미국 미네소타대에서 바이러스학 박사 학위를 받았다. 최근까지 충북대 의과대학 교수로 일했으며, 현재는 IBS 한국바이러스기초연구소 소장이자 신변종 바이러스 연구센터장 으로 있다. 최근에는 코로나19 연구에 적합한 실험동물모델을 확립 하고, 이를 이용해 코로나19 전파 과정을 동물실험으로 입증한 연구 등으로 세계적인 주목을 받았다.

차례

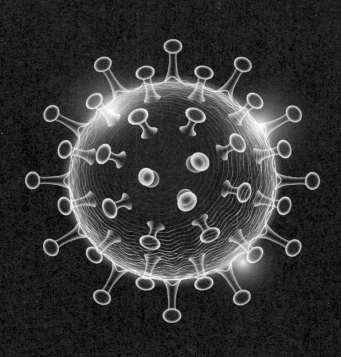

1부

진화하는 바이러스, 막을 수 있을까

01

바이러스 변이체는 얼마나 위협적일까

작성일
2021년 1월 12일
글
안광석 : 기초과학연구원 RNA 연구단 연구위원

백신 개발 이후 사스코로나바이러스-2SARS-CoV-2와 벌인 긴 싸움의 끝이 보이는 듯했다. 하지만 바이러스 변이체(돌연변이)가 영국, 남아프리카공화국, 일본 등에서 확산되고 있다는 소식이 들려왔다. 이는 또 다른 위기의 전조인가? 바이러스 전파력과 독성은 차이가 있는가? 백신으로 막을 수 있는가? 관련된 질문과 논란이 꼬리를 물며 이어진다. 사스코로나바이러스-2의 스파이크 단백질 변이로 전파능력이 높아졌다는 발표가 있었지만, 과학자들은 더 면밀한 검증이 필요하다고 지적한다. 또 바이러스 전문가들은 외피 단백질 변이가 독성을 약화시킨다는 분석을 내놓고 있다. 역사적으로 인류를 괴롭힌 바이러스들도 출몰 이후 시간이 갈수록 전파력은 높아지고 독성은 떨어지는 진화의 추세를 보였다. 다행히 최근 미국 화이자와 독일 바이오엔테크는 자사의 백신이 영국과 남아프리카공화국의 돌연변이에 효과가 있음을 입증했다고 밝혔다. 다만 연구 결과는 전문가 동료들의 평가를 거친 정식 논문이 아니라 논문 사전 공개 사이트인 바이오아카이브에 공개됐다.

영국에서 발생한 사스코로바이러스-2 변이체:
알파 변이

최근 세계는 영국 남동부 지역에서 발견된 새로운 사스코로나바이러스-2 돌연변이체의 출현을 예의주시하고 있다. 이 변이체는 사스코로나바이러스-2 GISAID 데이터베이스에 의한 분류체계에서는 GRY,

Pango 분류체계로는 B.1.1.7로 불린다. 이후 세계보건기구WHO에서는 대중들이 쉽게 인식할 수 있고 변이 바이러스 발생국이라는 편견을 불식하기 위해 새로운 변이체를 출현 순서에 따라 그리스 알파벳으로 명명하기로 했다. 영국발 GRY 혹은 B.1.1.7을 알파 변이로, GH/501Y.V2 혹은 B.1.351라고도 하는 남아프리카공화국발 변이체는 베타 변이로, GR/501Y.V3 혹은 P.1의 브라질발 변이체는 감마 변이로, 그리고 G/478K.V1 혹은 B.1.617.2라고도 하는 인도발 변이체는 델타 변이로 부른다. 영국 정부와 연구진의 발표에 따르면 알파 변이체는 이전의 다른 버전들보다 전염성이 더 강하고 유전적으로도 특이하다. 그러나 현재까지 출현한 변이 바이러스는 변종 바이러스는 아니다. 기존 사스코로나바이러스-2 변이체의 일종이다.

변이체 유행에 대한 막연한 두려움을 피하려면 우선 돌연변이에 대한 이해가 필요하다. 유전자를 이루는 염기서열의 변화로 유전정보가 변하면서 유전형질이 달라지는 변이현상을 돌연변이라 한다. 염기는 모두 네 가지인데, 아데닌(A)과 티민(T){DNA 염기 T는 RNA에서 유리딘(U)}, 시토신(C)과 구아닌(G)이 서로 선택적으로만 반응한다. 즉, 원판인 DNA의 염기서열이 정해지면, 복사본 DNA의 염기서열도 결정됨을 뜻한다. 이런 방식으로 원판 DNA의 염기 배열은 복사본 DNA를 만들거나, 또는 RNA로 전사·번역되어 단백질의 구성 요소인 아미노산을 생산한다. 만약 DNA 염기 배열이 흐트러지거나, 염기 중 일부가 바뀌면 유전정보에 오류가 발생하여 아미노산 조합의 최종산물인 단백질에도 변화가 불가피하다. 이는 곧 새로운 변이의 출현을 의미한다. 바이러스는 종에 따라 유전체가 RNA일 수도 있고 DNA일 수도 있다. RNA는 DNA보다 불안정하고 복제과정에서 돌연변이가 훨씬 자주 일어난다.

돌연변이는 모든 생명체에서 일어나는 자연현상이다

팬데믹을 일으키는 바이러스는 대부분 RNA 바이러스이다. 사스코로나바이러스-2, 인플루엔자, 에이즈 바이러스 등이 이에 속한다. DNA 중합 효소와는 달리 RNA 중합 효소(RNA 중합효소는 DNA 혹은 RNA 주형으로 RNA를 합성하며, DNA 중합효소는 DNA를 주형으로 새 DNA를 복제한다)는 유전체를 복사할 때 교정, 판독 과정을 거치지 않기 때문에 1,000~10만 개 염기당 1개의 비율로 에러를 일으킨다. DNA 중합 효소보다 약 1,000배 이상 에러 확률이 높다.

사스코로나바이러스-2 유전체는 약 3만 개 염기로 이루어져 있으므로, 대략 3개의 바이러스가 생산될 때마다 1개의 돌연변이가 생긴다. 돌연변이는 모든 생명체에서 일어나는 자연현상이며 진화의 원동력이다. 바이러스에서 빈번하게 일어나는 돌연변이는 바이러스 생활사의 지극히 자연스러운 삶의 한 부분일 뿐이다. 돌연변이는 무작위로 일어나며, 돌연변이체 중에서 환경에 가장 잘 적응하는 개체가 선택적으로 살아남는다. 가령 돌연변이로 바이러스가 숙주 세포로 더 효율적으로 침입할 수 있거나 숙주의 면역작용을 회피할 수 있다면, 이는 바이러스

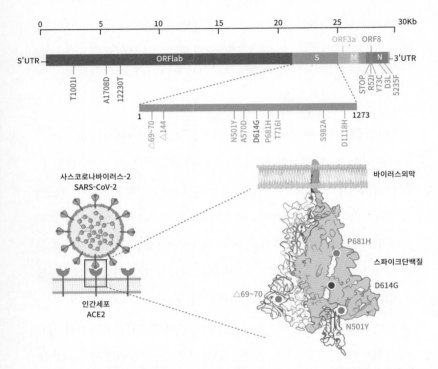

영국에서 발생한 알파 변이체와 스파이크 돌연변이. 8개의 스파이크 돌연변이 중에서 기능적으로 중요할 것으로 예상되는 3개의 돌연변이(초록색)만 3차 구조 모식도에 표시하였다. 모든 변이체 바이러스에 공통적으로 나타나는 D614G 돌연변이 위치도 참고로 표시하였다.

생존에 유리할 것이다. 그러나 돌연변이로 바이러스 독성이 약화되는 사례도 많다. 바이러스 생존에 불리한 변이 역시 종종 발생한다.

아미노산 변화에 영향을 미치는 17개 염기서열 변이

알파 변이는 이미 2020년 9월에 런던, 켄트 지역에서 처음 보고되었으며 11월 중순에 런던과 영국 남동부 지역 환자의 약 30%에서 발견되었다. 사스코로나바이러스-2에서는 자연적으로 월 평균 2개의 염기가 치환되는 돌연변이가 축적되어왔다. 변이 부위는 사스코로나바이러스-2 유전체에 무작위로 분포하고 있다. 알파 변이체는 우한에서 발생한 초기 사스코로나바이러스-2와 비교해서 3만 개 염기 중 29개가 다르다. 이 중 23개 염기가 2~3개월 만에 바뀌었다는 점이 이례적이다.

그럼에도 **알파 변이는 변종이 아닌 '변이체'로 불러야 한다.** 변종으로 분류되려면 이전의 버전과는 확연히 차이가 나는 독특한 속성과 면역적 차별성을 지녀야 한다. 23개 돌연변이 중에서 6개는 아미노산 서열에 영향을 주지 않는 침묵 돌연변이다. COVID-19 유전체학 컨소시엄Genomics Consortium 보고서(COG-UK 2020)(Rambaut et al., 2020)에 따르면 나머지 17개는 특정 코돈이 판독될 때 아미노산이 결실되거나 다른 아미노산으로 바뀌게 하여 단백질의 구조를 변화시키는 돌연변이다. 코돈은 유전암호의 단위로 mRNA의 염기 A, G, C, U 중 3개 묶음으로 이뤄진다. 이 묶음 단위가 단백질을 합성하는 단위분자인 아미노산을 생산하는 정보를 제공하므로 유전암호라 부른다.

이 변이체는 주요 유전자인 오픈리딩프레임^{ORF}1a 및 ORF1b 영역에서 3개의 아미노산이 변경되었다. 아울러 스파이크^S 단백질에서 2개의 아미노산 결실 및 6개의 변경이 일어났고, ORF8에서 3개, 뉴클레오타이드^N 단백질에서 아미노산 2개가 각각 변경되었다(앞 그림과 다음 표 참조). 기존에 미국에서 보고되었던 D614G 돌연변이는 알파 변이에서도 나타나므로 알파 변이체는 G형에서 파생한 것으로 추정된다.

과학자들이 주목하는 스파이크 단백질 변이

과학자들은 바이러스 변이체 중 스파이크 단백질에 생기는 돌연변이에 주목한다. 바이러스 표면에 돌기 형태로 발현하는 스파이크 단백질은 숙주 세포 수용체인 ACE2와 결합해서 침입하는 데 필수적이기 때문이다. 접종 중이거나 개발 중인 백신 대부분이 스파이크 단백질을 무력화하는 중화항체를 유도하도록 설계된 이유이다.

아미노산 N501Y 돌연변이는 인간 ACE2 수용체와 결합하는 스파이크의 맨 끝 부위에 발생한다(앞 그림 참조). 결실 중 하나(69~70 결실)는 스파이크 단백질의 구조 변화를 통해 면역반응을 회피하는 데 관여하는 것으로 추정된다. 그리고 P681H 변이는 코로나바이러스에서 가장 가변성이 높은 '퓨린 절단' 부위 바로 옆에 위치한다. 이 부위는 바

코로나 사이언스: 팬데믹에서 엔데믹으로
진화하는 바이러스, 막을 수 있을까

유전자	뉴클레오타이드(염기)	아미노산
ORF1ab	C3267T	T1001I
	C5388A	A1708D
	T6954C	I223DT
	11288~11296 결실	SGF 3675~3677 결실
spike	21765~21770 결실	HV 69~70 결실
	21991~21993 결실	Y144 결실
	A23063T	N501Y
	C23271A	A570D
	C23604A	P681H
	C23709T	T716I
	T24506G	S982A
	G24914C	D1118H
Orf8	C27972T	Q27 정지
	G28048T	R52I
	A28111G	Y73C
N	28280 GAT → CTA	D3L
	C28977T	S235F

알파 변이 계열에 존재하는 아미노산 치환 및 결실 돌연변이(Rambaut et al., CoG-UK, 2020).

이러스가 인간 세포로 들어가는 과정에서 핵심 역할을 하는 것으로 알려져 있다.

영국에서 알파 변이체가 발견된 시점에 남아프리카공화국에서도 독립적으로 스파이크 유전자에서 8개의 돌연변이를 발견했다. 그중 3개(K417N, E484K 및 N501Y)는 ACE2 수용체와의 결합에서 기능적 역할을 할 것으로 추정된다(Tegally et al., 2020). N501Y은 흥미롭게도 영국의 알파 변이에서도 발견되는데, 이는 N501Y가 바이러스에 선택적 이

점으로 작용할 수 있다는 가능성을 제시한다. **알파 변이체는 덴마크,
네덜란드, 오스트레일리아, 미국, 캐나다, 한국 등 30여 개국에서도 발
견되고 있다.**

알파 변이체의 독성은 약화되었을 가능성이 높다

모든 관심이 백신의 타깃인 스파이크 단백질에 나타난 돌연변이에
집중되고 있다. 그러나 **ORF8 유전자에 발생한 변이에도 주목해야 한
다.** ORF8이 해독되면 76개의 아미노산으로 이루어진 외피 단백질
envelope protein이 합성된다. 사스코로나바이러스-2의 외피 단백질은 바
이러스 독성을 결정하는 인자이다. 외피 단백질이 손실되면 코로나바
이러스는 독성이 약화된다(DeDiego et al., 2007). 이 때문에 바이러스
외피 단백질을 표적으로 한 치료제 개발이 시도되고 있다.

알파 변이체의 외피 단백질에서 Q27 정지, R52I, Y73C 아미노산
부위에 변이가 일어났다. 이 중 특히 Q27 정지 변이가 흥미롭다. 27번
째 아미노산 위치에서 외피 단백질 합성이 멈췄기 때문이다. 또한 외피
단백질의 C 말단으로부터 4개의 아미노산(73~76번)은 다양한 염증 관
련 숙주 단백질들과 결합하는 데 관여한다. 4개의 아미노산 서열이 바
뀌면 결합하는 염증 단백질의 종류가 바뀌고 염증반응의 성격이 달라
져서 독성에 영향을 준다. 그러므로 알파 변이체의 Y73C 돌연변이도
독성에 영향을 줄 것으로 예상된다. 결론적으로 알파 바이러스는 Q27

정지와 Y73C 돌연변이 때문에 독성이 약화되었을 가능성이 높다.

알파 변이체 출현의 세 가지 가능성

바이러스 유전체가 복사되면서 자연적으로 매달 1~2개의 돌연변이가 사스코로나바이러스-2에 점진적으로 누적된다. 영국에서 발견된 알파 변이에서는 갑자기 23개의 돌연변이가 군집으로 발생했다. 특히 돌연변이가 스파이크 유전자와 외피 단백질을 암호화하는 ORF8에 집중되어 예사롭지 않다. 따라서 이 변이체는 점진적인 돌연변이 축적을 통해 출현하지 않았음을 시사한다.

사스코로나바이러스-2 바이러스 유전체 총길이가 3만 염기(100%)이고, 이 중 스파이크 유전자와 ORF8 길이는 4,100염기(13%)이므로 이론적으로는 23개 중에서 약 3개의 염기 돌연변이가 이 지역에 위치해야 한다. 23개 돌연변이 중에서 침묵 돌연변이 6개를 제외하고, 실제 아미노산 변화를 일으킨 돌연변이 17개 중 64%인 11개가 스파이크와 ORF8에 위치한다. 이 돌연변이는 아직 백신 접종이 이루어지지 않은 시기에 발생했으므로, 지속적인 예방 접종 프로그램의 선택 압력을 통해 나타났을 가능성은 없다. 이에 대해서는 세 가지 가능성을 생각해볼 수 있다.

첫째, 면역 체계가 약화된 만성질환자들이 바이러스 돌연변이의 생산기지 역할을 하면서 슈퍼전파자가 되었을 수 있다. 슈퍼전파자란 주

로 고령의 기저질환이 있는 감염자로, 면역 체계가 망가져 고농도의 바이러스를 보유하게 되어 많은 사람에게 감염을 일으키는 사람이다. 건강한 사람이 감염되면 일반적으로 바이러스가 한 번 복제하면서 몸 밖으로 빠져나간다. 바이러스 자손에게 계속 전달될 수 있는 의미 있는 돌연변이가 확립되기 어렵다. 하지만 면역이 약화된 환자에서는 코로나바이러스가 수개월 동안 머무르며 복제를 거듭하면서 연속적으로 돌연변이를 일으킨다.

장기간 감염은 면역회피 돌연변이의 축적을 빠르게 초래할 수 있다. 실제로 사망 전 거의 5개월 동안 감염되고 면역이 떨어진 45세 남성 사례에서 바이러스의 돌연변이가 가속화되는 것이 보고되었다(Choi et al., 2020). 바이러스 치료법을 지속해서 사용하면 선택압(생물들이 해당 서식처에 살아남도록 하는 압력)으로 작용해서 바이러스의 돌연변이가 촉진된다. 실제로 코로나19 중증 환자에 사용하는 혈장 치료법이나 렘데시비르를 장기적으로 투여한 환자에서는 돌연변이가 더 빈번하게 일어난다. 항바이러스제 및 항체 요법과 같은 신약이 오히려 바이러스 변종의 출현에 이바지하기 때문에 의료계는 이러한 치료 옵션을 신중하게 사용한다.

둘째, 사스코로나바이러스-2가 인간에서 다른 동물로 감염되었다가 인간에게 재감염되었을 가능성이다. 이 경우 단기간에 군집 돌연변이가 발생할 수 있다. 이런 위험성 때문에 세계 최대 밍크 모피 생산국인 덴마크에서는 수백만 마리의 밍크를 살처분했다. 실제 덴마크에서는 밍크들 간에 사스코로나바이러스-2가 전파되는 동안 다중 스파이크 단백질 돌연변이(RBD 돌연변이 Y453F 및 결실 69~70 포함)를 가진 변이체가 출현했다(Laussauniere et al., 2020). 밍크와 관련된 몇 가지 다른 스파이크 단백질 돌연변이는 네덜란드에서도 보고되었다(Munnink et al., 2020).

셋째, 국가 간 유입 가능성이다. 즉, 바이러스 유전체 샘플 수집과 해독률이 매우 낮은 국가에서 바이러스 변화 과정을 알아채지 못해 알파 변이체가 폭넓게 전파된 이후, 영국 런던과 남동부 지역으로 유입되었을 가능성도 있다. 영국은 세계에서 가장 크고 뛰어난 유전체 분석 및 추적 시스템을 보유하고 있다. 반면에 영국은 결국 실패로 끝난 집단면역 의존 방역 정책과 시민의 느슨한 방역 의식 등으로 사스코로나바이러스-2 대확산을 자초한 면도 있다.

코로나19 바이러스 돌연변이의 계보

코로나19 바이러스는 전 세계를 휩쓸면서 180만 명 이상의 사망자를 내고 인간 숙주에 적응하면서 여러 그룹으로 변이를 겪고 있다. 바이러스의 변이 과정을 추적하고 이해하는 것은 코로나19 질병의 대처 전략 개발에 중요하다. 전 세계에서 가장 큰 신종 코로나바이러스 게놈 서열 데이터베이스인 GISAID Global Initiative on Sharing All Influenza Data의 18만 5,000개 유전체 표본 분석에 따르면 **현재 사스코로나바이러스-2**

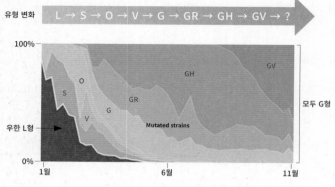

유형 변화   L → S → O → V → G → GR → GH → GV → ?

100%

GV

GH

O

S

GR

V   G

우한 L형 →   Mutated strains   모두 G형

0%

1월   6월   11월

사스코로나바이러스-2 돌연변이 추이(Reuters Graphics, GISAID).

에는 일곱 가지 주요 계열이 있다(GISAID, 2020).

유전자 염기서열 차이에 따른 아미노산의 변화를 기준으로 사스코로나바이러스-2를 S, V, L, G형으로 구분하고, G형은 다시 GR, GH, GV로 세분화한다. 드물게 나타나는 기타 돌연변이들은 집합적으로 O형으로 분류한다. L은 우한에서 처음 등장한 원형이고, S, V는 약간 변이된 유전형으로서 중국 등 아시아 지역에서 주로 발견되었다.

현재는 G형이 전 세계적인 우세종으로 자리 잡았다(위 그림 참조). G형에서 하나의 특정 돌연변이인 D614G가 가장 일반적인 변이체가 되었다(Korber et al., 2020). 사스코로나바이러스-2 스파이크 단백질의 614번째 위치의 아미노산이 D(아스파르트산)에서 G(글라이신)로 바뀌었기 때문에 그런 이름이 붙었다. 앞서 언급했듯이 영국의 알파 변이체에서도 D614G 변이가 발견되어 G형에서 파생된 것으로 분류한다.

지금까지 사스코로나바이러스-2 변이체에 대한 이해와 출현 배경에 대해 살펴보았다. 이어지는 02장에서는 이 변이체가 기존 바이러스보다 전파속도가 빠르고 독성이 강한지, 면역반응을 회피하고 백신을 무력화할 가능성이 있는지 등에 대해 좀 더 심화된 차원에서 검토해보고자 한다.

참고문헌

· Choi et al.. 2020. "Persistence and Evolution of SARS-CoV-2 in an Immunocompromised Host." *N Engl J Med*, 383: 2291~2293.
· COVID-19 Genomics UK Consortium(COG-UK). 2020. Available from: https://www.cogconsortium.uk/.
· European Centre for Disease Prevention and Control(ECDC). 2020. "COVID-19 surveillance report." *Week*, 50, Stockholm: ECDC. Available from https://covid19-surveillancereport.ecdc.europa.eu/ .
· DeDiego et al.. 2007. "A severe acute respiratory syndrome cofonavirus that lacks the E gene is attenuated in vitro and in vivo." *J. Virol*, 81: 1701~1713.
· GOV. UK. 2020. "Speech: Prime Minister's statement on coronavirus(COVID-19)." Available from https://www.gov.uk/government/speeches/prime-ministers-statement-on-coronaviruscovid-19-19-december-2020.
· GISAID. 2020. Available from https://www.gisaid.org/.
· Hoffmann, Markus, Hannah Kleine-Weber, and Stefan Pöhlmann. 2020. "A Multibasic Cleavage Site in the Spike Protein of SARS-CoV-2 Is Essential for Infection of Human Lung Cells." *Molecular Cell*, 78: 779~784. e5.
· Korber et al.. 2020. "Spike mutation pipeline reveals the emergence of a more transmissible form of SARS-CoV-2." *Cell*, 182: 812~827.
· Laussauniere et al.. 2020. "Working paper on SARS-CoV-2 spike mutations arising in Danish mink, their spread to humans and neutralization data. SARS-CoV-2 spike mutations arising in Danish mink and their spread to humans." *Copenhagen: Statens Serum Institut*, Available from https://files.ssi.dk/Mink-cluster-5-shortreport_AFO2.
· Munnink, Oude et al.. 2020. "Transmission of SARS-CoV-2 on mink farms between humans and mink and back to humans." *Science*. 2020: eabe5901.
· Peacock, Thomas P., Daniel H. Goldhill, Jie Zhou, Laury Baillon, Rebecca Frise, Olivia C. Swann, Ruthiran Kugathasan, et al. 2020. "The Furin Cleavage Site of SARS-CoV-2 Spike Protein Is a Key Determinant for Transmission due to Enhanced Replication in Airway Cells." *Cold Spring Harbor Laboratory*. https://doi.org/10.1101/2020.09.30.318311.
· Rambaut et al., 2020. "Preliminary genomic characterisation of an emergent SARS-CoV-2 lineage in the UK defined by a novel set of spike mutations: COVID-19 genomics UK consortium." Available from https://virological.org/t/preliminary-genomic-characterisation-of-an-emergent-sars-cov-2-lineage-in-the-ukdefined-by-a-novel-set-of-spike-mutations/563.
· Starr, Tyler N., Allison J. Greaney, Sarah K. Hilton, Daniel Ellis, Katharine H. D. Crawford, Adam S. Dingens, Mary Jane Navarro, et al. 2020. "Deep Mutational Scanning of SARS-CoV-2 Receptor Binding Domain Reveals Constraints on Folding and ACE2 Binding." *Cell*, 182: 1295~1310.e20.
· Tegally et al.. 2020. "Emergence and rapid spread of a new SARS-CoV-2 lineage with multiple spike mutations in South Africa." *medRxiv*, doi: https://doi.org/10.1101/2020.12.21.20248640.
· Volz et al.. 2020. "Evaluating the Effects of SARS-CoV-2 Spike Mutation D614G on Transmissibility and Pathogenicity." *Cell*, doi:10.1016/j.cell.2020.11.020.

02
면역 체계는 돌연변이를 방어할 수 있을까

작성일
2021년 1월 15일
글
안광석 : 기초과학연구원 RNA 연구단 연구위원

바이러스는 돌연변이를 통해 끊임없이 변화한다. 따라서 그 자체를 우려할 필요는 없다. 진화와 적응과정으로 인한 사스코로나바이러스-2의 다양화는 전 세계적으로 관찰된다. 새로 출현하는 대부분의 돌연변이는 바이러스에 선택적인 이점을 제공하지 않는다.

그러나 일부 돌연변이나 돌연변이 조합은 바이러스 생존에 유리한 성질을 발현시킨다. 예컨대 수용체와의 결합력 증가로 세포 침투능력이 높아지거나, 항체가 인식하는 표면 구조를 변경해 숙주 면역반응의 회피 기능을 갖추는 것이 대표적이다.

일반적으로 많은 전염성 병원체는 숙주와 상호 공존하며 시간 경과에 따라 감염성은 증가하고 병원성은 감소한다. 바이러스 돌연변이가 나타날 때 다음과 같은 잠재적 결과를 고려할 수 있다. 첫째로 돌연변이가 일어나면서 자연 면역 또는 백신 접종을 통한 면역을 회피할 수 있거나, 사람에게 더 가볍거나 더 심각한 질병을 유발할 수 있다. 둘째로 돌연변이 때문에 바이러스가 사람들에게 더 빨리 퍼질 수 있고, 특정 진단 테스트에 의한 탐지를 어렵게 할 수 있다. 그러나 중합효소연쇄 반응PCR으로 바이러스를 검출할 때 여러 개의 표적(바이러스 유전자 부위)을 활용하므로, 돌연변이가 일부 표적을 변화시켜도 다른 표적은 여전히 작동한다. 사스코로나바이러스-2 돌연변이가 미칠 수 있는 영향을 상세히 알아보자.

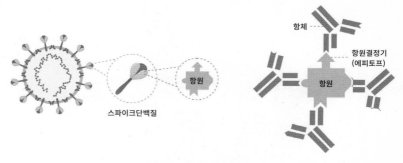

사스코로나바이러스-2 백신은 인체 면역계가 바이러스의 스파이크 항원을 인식하는 중화 항체를 생성하도록 설계된다. 스파이크 단백질 항원의 다양한 항원결정기에 대하여 각각 특이적인 다클론성 항체가 생성된다.

바이러스 변이체의 면역회피 가능성

바이러스가 우리 몸의 면역을 회피할 만큼 충분히 변했다는 증거는 현재 없다. 그러나 알파 변이는 팬데믹 기간 출현한 다른 버전의 바이러스와 다른 점이 있다. 아미노산 변화를 초래하는 17개의 돌연변이가 한꺼번에 생겼다는 것이다. 따라서 면역회피 가능성을 확인할 필요가 있다. 현재 접종 중인 백신은 면역계가 스파이크 단백질을 인식하고 차단할 수 있는 항체를 만들도록 설계되었다. 그러므로 스파이크 단백질이 변형되면 백신의 작동 방식이 달라질 수 있다.

스파이크 단백질은 1,273개의 아미노산 서열로 이루어진 거대 단백질이다. 항체는 항원의 3차 구조 일부분을 특이적으로 인식해서 만들어진다. 항체가 결합하는 항원의 특정 단편을 항원결정기epitope라고 한

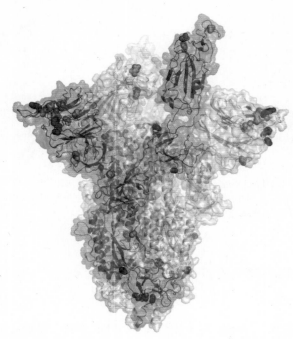

사스코로나바이러스-2의 스파이크 3차원 구조(PDB code: 7A97)에 표시한 돌연변이 위치. 남아프리카공화국에서 발견된 베타 변이(빨간색)와 영국에서 발견된 알파 변이(파란색)를 비교하면 그 위치가 상당히 다른 것을 볼 수 있다(Benton et al., 2020: 327~330).

다. 항원결정기는 대략 15개 아미노산 길이의 펩타이드 3차 구조라고 가정하면, 단일 스파이크 항원에 대해서 유도될 수 있는 항체는 수백 종류가 넘는다. 백신을 접종하면 다양한 방식으로 결합하는 다양한 항체를 생성한다(위 그림 참조). 단일 항원에 대해 다양한 종류의 "다클론성 항체polyclonal antibody"가 생성되기 때문에 D614G, N501Y와 같은 점 돌연변이가 몇 개 발생해도 백신의 효능에 크게 영향을 미칠 가능성은 적다.

현재 접종하고 있는 백신은 대부분 효능에 서로 차이는 있지만 알파, 베타, 감마, 그리고 델타 변이 바이러스 감염 환자에서도 여전히 질병 증상 완화에 효과가 있음이 알려지고 있다.

스파이크를 표적으로 삼는 항체 기능을 다소 잃더라도 백신은 바이러스를 차단하는 다른 방법을 가지고 있다. 백신은 항체와 더불어 후천면역의 양대 축인 T세포를 활성화한다. 바이러스 돌연변이가 이 같은 여러 겹의 인체 면역 무기를 극복하기는 어려울 것이다.

플랫폼을 활용한 '업데이트'가 용이한 RNA 기반 백신

사스코로나바이러스-2가 단기간에 백신을 무력화할 만큼 진화할 것 같지는 않다. 그러나 장기적으로 돌연변이가 계속 누적되면 이를 방어하기 위한 백신의 업데이트가 필요하다. 점차 더 많은 사람들이 백신을 접종받으면서 바이러스에 대한 진화적 압력이 증가하여 돌연변이 발생이 빨라질 것이다. 백신에 적응하는 바이러스의 변이와 진화가 발생하는 것은 자연스러운 일이다.

현재 개발된 코로나 백신은 스파이크를 암호화하는 RNA와 DNA 절편을 접종하는 형태이다. 생백신, 사백신, 혹은 단백질 백신보다 RNA/DNA를 기반으로 하는 백신(화이자, 모더나, 아스트라제네카, 얀센 백신 등)은 업데이트가 쉽다는 장점이 있다. 백신 개발 플랫폼은 기존 그대로 이용하면서 돌연변이에 대응하여 맞춤형으로 염기서열을 바꾸기만 하면 된다.

변이 바이러스에 감염되면 더 아픈가

알파, 베타, 그리고 감마 변이가 질병 증상에 영향을 미친다는 증거는 없다(Volz et al., 2020; Rambaut et al., 2020). 아직 예비단계의 연구 결과지만 델타 변이에서는 바이러스 병독성이 다소 증가되었을 가능성이 제시되고 있다. 알파 변이의 경우, 대부분 감염 사례가 중증 증상의 발생 가능성이 낮은 60세 미만 사람들에게서 확인되었기 때문에 돌연변이와 감염 심각성의 연관성을 평가하기는 어렵다(ECDC, 2020). 돌연변이체 감염 환자의 입원 비율과 체류 기간 및 사망률을 분석해야 한다. 현재까지 보고된 병원 입원과 사망률은 모두 후행 지표이며 정확한 평가를 위해서는 수개월 이상이 필요하다.

코로나19 감염 중증도는 주로 병독성 인자인 외피 단백질의 성격에 의해 결정된다. 외피 단백질이 결손 또는 변형되면 병독성이 약화된다. 알파 변이체에서 Q27 정지 돌연변이로 인해 C-말단 대부분이 손실된 비정상 단백질이 만들어진다. 또한 C 말단의 마지막 4개의 아미노산(73, 74, 75, 76번째 위치) 서열은 병독성을 결정하는 중요한 인자이다. 그러므로 73번째 위치에서 일어난 Y73C 돌연변이도 병독성에 영향을 줄 것으로 예상된다. 결론적으로 Q27 정지 및 Y73C 돌연변이는 병독성을 약화시켜, 알파 변이체 감염자에서는 증상이 미약하게 나타날 것이다. "돌연변이체 감염환자에서 감염 증상이 더 심각해진 징후는 없다"라는 소극적 자세를 지양하고, 감염 증상의 약화 여부에 대해 신속하고 적극적인 검증을 할 필요가 있다.

변이 바이러스는 더 빠르게 전파되는가

전파력이 높아지면 감염자 수와 사망자 수가 늘어날 수 있다. 현재까지 출연한 변이체가 코로나19 질병의 중증도, 백신 효능에 영향을 미친다는 직접적인 증거는 없다. 그러나 모델링 및 세포 수준의 연구 결과는 바이러스 전파 속도를 높일 수 있음을 암시한다. 2020년 7월 초 미국 연구진은 D614G로 알려진 돌연변이가 사스코로나바이러스-2의 전파력을 6배 증가시킨다는 연구 결과를 발표했다(Korber et al., 2020). 이는 가상 바이러스와 배양 세포 수준의 실험실 조건에서 얻은 결과를 바탕으로 과장하여 추론한 것이었음이 밝혀졌다. 후속 연구에 따르면 전파력이 약간 증가했을 뿐이다(Volz et al., 2020).

최근 영국 연구자들은 알파 변이 바이러스는 다른 버전의 코로나바이러스보다 50%에서 70% 더 전염성이 있다고 추정하고 있다. 전문가들은 알파 변이체가 R-naught(R_0) 값을 1.1에서 1.5로 증가시켰을 수 있다고 예상한다(GOV.UK, 2020). R_0 값이 1보다 크면 전염병이 증가하고 1보다 작으면 축소된다. 그러므로 0.4 증가했다는 것은 우려할 만하

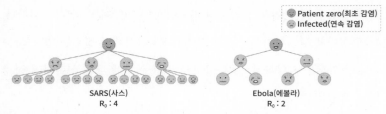

SARS(사스)
R_0 : 4

Ebola(에볼라)
R_0 : 2

기초감염재생산수(R_0)는 첫 감염자가 평균적으로 감염시킬 수 있는 2차 감염자의 수를 말한다. R_0 값이 1보다 크면 전염병이 확산됨을 의미한다(https://en.wikipedia.org/wiki/Basic_reproduction_number).

다. 전자는 평균 10명의 감염자에서 11명의 새로운 감염으로 이어지지만, 후자는 15명의 새로운 감염이 발생한다. 2차, 3차 새로운 감염이 발생함에 따라 그 차이는 기하급수적으로 커진다(위 그림 참조).

N501Y 돌연변이는 바이러스가 ACE2 수용체에 더 잘 붙도록 돕는 것으로 나타났다(Starr et al., 2020). 또 다른 돌연변이 P681H는 바이러스의 퓨린 절단 부위에 영향을 미쳐 바이러스의 세포 침입능력을 높여준다(Hoffmann et al., 2020; Peacock et al., 2020). 영국 정부 자문위원이자 바이러스 학자인 웬디 바클레이Wendy Barclay 박사는 전파력 증가가 부분적으로는 알파 변이체가 다른 버전의 바이러스보다 더 높은 비율로 어린이를 감염시킨 결과일 수 있다고 말한다. 어린이는 성인보다 사스코로나바이러스-2 감염에 저항성이 더 강하다. 이는 아이들이 성인보다 기도 세포에 ACE2 수용체가 많지 않기 때문으로 추정된다. 알파 변이체가 다른 변이체보다 ACE2에 더 잘 붙는다면 감염을 위해 많은 수용체가 필요하지 않을 것이다.

코로나 사이언스: 팬데믹에서 엔데믹으로
진화하는 바이러스, 막을 수 있을까

영국에서 주로 발표된 알파 변이체 관련 통계, 역학 자료 분석 결과가 알파 변이체가 다른 버전의 코로나바이러스보다 전파력이 높다는 확실한 증거는 아니다. 물론 전파력 70% 증가 및 R_0 값 0.4 증가 수치는 알파 변이체의 고유 성질로부터 기인한 것일 수 있다. 하지만 영국의 특수한 코로나19 대응 방식과 사회적 요인을 반영한 결과일 수도 있다. R_0 값은 특정 감염병 고유의 값이 아니다. 단위 시간당 접촉 숫자는 시골보다 대도시에서 훨씬 많으므로 인구 밀집 지역에서 조사를 하면 R_0 값이 더 높게 나온다. 최근 인도발 델타 변이체의 전염성은 주목할 만하다. 델타 변이체의 전파력은 우한에서 발생한 초기 버전에 비해 2배 이상 상승한 것으로 평가된다. 델타 변이는 빠른 속도로 글로벌 지배종이 되었으며, 우리나라에서도 곧 지배종이 될 것으로 예상된다.

전염병 유행의 전파 속도는 R_0, 연속감염기간(증상발현 후 다음 감염자 증상발현까지의 시간), 인구 밀도, 역학조사 방식, 사회적 요인 등에 복합적인 영향을 받는다. 또한 수학적 모델에 근거한 돌연변이와 전파력 향상과의 상관관계가 실제 사람 간 감염과 전파에 그대로 적용 가능한지도 단언할 수 없다. 동물모델을 이용한 역학 실험, 바이러스학, 유전체학, 모델링 등 다양한 증거를 수집해야 돌연변이와 전파 속도의 상관관계가 명확해질 것이다.

백신 접종이 늘수록 변이 현상을 잘 감시해야 하는 이유

팬데믹 진행 과정에서 '바이러스 돌연변이'를 주목해야 할 때와 그렇지 않아도 될 때가 있다. 돌연변이는 바이러스가 종간장벽을 돌파해서 인수공통감염을 일으키는 데 필요한 사건이다. 돌연변이 때문에 코로나19가 박쥐에서 인간으로 옮겨 왔다. 그러므로 중간 숙주에 머무는 바이러스의 돌연변이는 주목해야 한다. 팬데믹 기간 동안 발생하는 돌연변이는 바이러스가 숙주에 적응해나가는 과정이다. 대부분의 돌연변이는 바이러스 자신에게도 해롭다. 바이러스에 이롭게 작용하는 돌연변이도 한 번의 돌연변이로 확립되지는 않는다. 몇 세대 동안 연속해서 성공적으로 일어나야 한다.

역사적으로도 팬데믹 진행 중에 돌연변이가 질병에 치명적 영향을 준 사례는 드물다. 인플루엔자는 코로나바이러스보다 더 빠르게 돌연변이가 일어나며, 훨씬 많은 변이체가 존재했다. 하지만 지난 1세기 동안 인플루엔자 병원성은 더 악화되지 않았다. 자연 감염 혹은 백신 접종으로 면역이 생기면 면역회피를 위해 바이러스 돌연변이가 촉진된다. 백신 출시에 따라 경계를 유지하고 새로운 돌연변이를 계속 감시해야 한다. 인플루엔자와 HIV는 백신을 피하면서 계속 돌연변이를 일으키고 있다.

사스코로나바이러스-2의 치명적 변이는 아직 발생하지 않은 것으로 보인다. 만약 바이러스의 스파이크 단백질이 크게 변한다면 백신 기능을 떨어뜨릴 수 있다. 바이러스의 완전 박멸은 어렵더라도 전파 속도

만큼은 늦춰야 한다. 그러면 돌연변이 시계도 늦출 수 있다. 확산을 줄이면 변이 확률이 낮아진다.

사스코로나바이러스-2,
궁극적으로 기존 진화 규칙을 따를 듯

팬데믹과 바이러스의 역사를 살펴보면, **대개 바이러스는 돌연변이로 인해 전파력은 증가되고 병독성은 약화된다.** 코로나19 팬데믹이 종식될 때까지 계속 출현할 새로운 변이체들도 거시적으로는 이러한 규칙을 따를 것으로 예상된다. 스파이크 단백질의 돌연변이는 ACE2 수용체와의 친화력을 증가시켜 세포 감염을 쉽게 하는 반면, 알파 변이체에서 외막 단백질의 Q27 정지 돌연변이는 바이러스의 독성을 약화시킬 수 있다. 병독성이 강한 바이러스는 감염 가능한 숙주의 수를 감소시키기 때문에 진화적으로 불리하다.

인도발 델타 변이체가 높은 전파력을 보이고 글로벌 지배종이 된다면, 오히려 이는 바이러스 통제에 긍정적일 수도 있다. 변이 바이러스에 대한 맞춤형, 업데이트된 백신의 개발이 더 단순화되기 때문이다. 전파력 증가를 우려하는 이유는 감염자 증대가 의료체계 포화 및 중증환자 관리 난항을 유발하기 때문이다. 전파력은 바이러스 특성과 돌연변이에 의해 일부 영향을 받지만, 동시에 인간행동과 주변 환경 조건에도 영향을 받는다. 후자는 사람이 통제할 수 있는 영역이다(다음 그림 참

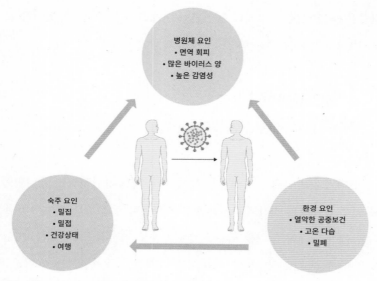

병원체의 인간-인간 전파에 영향을 미치는 요인.

조). 자연스럽게 발생하는 돌연변이를 막을 방법은 없다. 인간이 할 수 있는 일은 돌연변이를 가속하는 상황을 조성하지 않는 것이다. 여전히 환기, 손 씻기, 마스킹, 사회적 거리두기는 전염병 예방과 새로운 돌연변이 발생 시계를 늦추는 유효한 수단이다. R_0 값은 마스크 쓰기와 거리두기와 같은 적극적 행동으로 낮출 수 있다.

더 나쁜 상황을 대비해서 돌연변이에 주목할 필요는 있다. 하지만 과학적 사실을 앞서가는 주관적 과장은 불필요한 불안과 공포를 조성할 뿐이다. 우리는 과도한 공포와 안이한 대응 모두를 경계해야 한다. 과학적 사실에 근거한 냉철한 균형감각을 갖추도록 노력해야 할 것이다.

참고문헌

· Benton et al., 2020. "Receptor binding and priming of the spike protein of SARS-CoV-2 for membrane fusion." *Nature,* 588: 327~330.

· Choi et al., 2020. "Persistence and Evolution of SARS-CoV-2 in an Immunocompromised Host." *N. Engl J. Med,* 383: 2291~2293

· COVID-19 Genomics UK Consortium(COG-UK). 2020. Available from: https://www.cogconsortium.uk/.

· European Centre for Disease Prevention and Control(ECDC). 2020. "COVID-19 surveillance report." *Week,* 50. Stockholm: ECDC. Available from https://covid19-surveillancereport.ecdc.europa.eu/.

· GOV.UK. 2020. "Speech: Prime Minister's statement on coronavirus(COVID-19)." Available from https://www.gov.uk/government/speeches/prime-ministers-statement-on-coronaviruscovid-19-19-december-2020.

· GISAID. 2020. Available from: https://www.gisaid.org/.

· Hoffmann, Markus, Hannah Kleine-Weber, and Stefan Pöhlmann. 2020. "A Multibasic Cleavage Site in the Spike Protein of SARS-CoV-2 Is Essential for Infection of Human Lung Cells." *Molecular Cell,* 78: 779~784. e5.

· Korber et al., 2020. "Spike mutation pipeline reveals the emergence of a more transmissible form of SARS-CoV-2." *Cell,* 182: 812~827.

· Laussauniere et al.. 2020. "Working paper on SARS-CoV-2 spike mutations arising in Danish mink, their spread to humans and neutralization data." *SARS-CoV-2 spike mutations arising in Danish mink and their spread to humans.* Copenhagen: Statens Serum Institut. Available from https://files.ssi.dk/Mink-cluster-5-shortreport_AFO2.

· Oude Munnink et al., 2020. "Transmission of SARS-CoV-2 on mink farms between humans and mink and back to humans." *Science.* 2020:eabe5901.

· Peacock, Thomas P., Daniel H. Goldhill, Jie Zhou, Laury Baillon, Rebecca Frise, Olivia C. Swann, Ruthiran Kugathasan, et al.. 2020. "The Furin Cleavage Site of SARS-CoV-2 Spike Protein Is a Key Determinant for Transmission due to Enhanced Replication in Airway Cells." Cold Spring Harbor Laboratory. https://doi.org/10.1101/2020.09.30.318311

· Rambaut et al.. 2020. "Preliminary genomic characterisation of an emergent SARS-CoV-2 lineage in the UK defined by a novel set of spike mutations: COVID-19 genomics UK consortium." Available from https://virological.org/t/preliminary-genomic-characterisation-of-an-emergent-sars-cov-2-lineage-in-the-ukdefined-by-a-novel-set-of-spike-mutations/563.

· Starr, Tyler N., Allison J. Greaney, Sarah K. Hilton, Daniel Ellis, Katharine H. D. Crawford, Adam S. Dingens, Mary Jane Navarro, et al. 2020. "Deep Mutational Scanning of SARS-CoV-2 Receptor Binding Domain Reveals Constraints on Folding and ACE2 Binding." *Cell,* 182: 1295–1310.e20.

· Tegally et al.. 2020. "Emergence and rapid spread of a new SARS-CoV-2 lineage with multiple spike mutations in South Africa." *medRxiv,* doi: https://doi.org/10.1101/2020.12.21.20248640.

· Volz et al.. 2020. "Evaluating the Effects of SARS-CoV-2 Spike Mutation D614G on Transmissibility and Pathogenicity." *Cell,* doi:10.1016/j.cell.2020.11.020.

03

신속하면서 정확한 새로운 진단 기법

작성일
2021년 4월 16일
글
이재현 : 기초과학연구원 나노의학 연구단 연구위원
정지용 : 기초과학연구원 나노의학 연구단 연구원

바이러스 감염 여부 진단의 가장 중요한 요소는 신속성과 정확성이다. 다수가 출입하는 공항, 회사 등에서는 신속한 진단이 중요하다. 이를 통해 문제가 발견되면 빠르게 출입을 통제하는 조치가 필요하다. 그러나 아무리 신속하게 결과를 얻을 수 있다 해도, 100명 중 1명에게라도 오진이 나온다면 질병 확산 통제에 치명적이기 때문에, 검사 방법이 매우 정확해야 한다. 다만 현재까지 현장에서 사용이 승인된 진단 기술 중에서는 이 두 가지가 모두 확보된 방법은 없기에, 장소와 상황에 따라 둘 중 어느 것을 더 중시할 것인지 판단해야 한다(Vandenberg et al., 2020).

신속한 검사를 위해서는 항체(병원체)와 항원의 반응을 이용한 혈청학적 검사를 주로 사용한다. 사스코로나바이러스-2의 표면 단백질을 검출하는 방법으로 짧은 시간 안에 결과를 확인할 수 있다. 반면, 정확한 진단을 위해서는 중합효소연쇄반응분석법PCR, 크리스퍼-캐스 분석법, 등온증폭분석법 등으로 대표되는 분자진단을 실시한다. DNA나 RNA와 같은 바이러스 내부의 유전물질을 증폭하여 검출하는 방식으로 진단까지 수 시간이 소요된다.

신속검사는 증폭 과정을 거치지 않아 단시간에 감염 여부 판정이 가능하다. 다만 감염 초기이거나 항체의 양이 많지 않으면 정확성이 떨어진다. 따라서 방역 현장에서는 바이러스 확산 추세, 상황별 조건에 따라 다양한 진단법을 사용한다. 여기에서는 다양한 진단법의 종류와 현재 연구개발 중인 코로나19 분자진단 방법에 대해 소개하고자 한다.

소변검사처럼 간편하게 코로나19 감염 여부를 진단한다

학창 시절에 했던 소변검사의 기억을 떠올려보자. 검사지에 소변을 묻히면 색 변화를 통해 즉시 몸의 이상 여부를 판단할 수 있다. 이처럼 간단하고 신속하게 코로나19 바이러스 감염 여부를 파악할 수 있는 진단기술이 있다. 가장 대표적인 것이 항원-항체 면역 크로마토크래피 분석법(이하 항원-항체 분석법)이다. 몇 가지 항원-항체 분석법을 소개해보고자 한다.

항원 진단검사 Antigen Detection Assay는 비강, 후두부, 가래 등에서 채취한 타액 내부의 바이러스 입자를 직접 검출하는 방법이다. 검사지에는 단백질-나노입자 복합체가 부착되어 있는데, 이 복합체와 사스코로나바이러스-2 입자가 결합하면 검사지의 색 발현을 통해 육안으로 감염 여부를 확인할 수 있다. 감염이 되었다면 타액에는 반드시 바이러스가 존재하기 때문에 거짓 양성 가능성이 적다(*FIND*, 2021; Noor, 2021). 또 검사 시간이 매우 빨라 수 분 내에 검사결과를 받아볼 수 있다는 것도 장점이다. 하지만 감염 초기이거나 사람에 따라 타액 내 바이러스 함량이 적을 수도 있어, 결과는 음성이더라도 실제로는 감염의 가능성이 있다. 미국, 유럽을 비롯한 상당한 국가에서 다양한 회사의 항원진단검사를 긴급 승인하여 사용하고 있다. 그러나 임상보고에 따르면 그 정확도는 70% 정도밖에 되지 않는다(Public Health England, 2020a).

항원-항체 분석법의 또 다른 예로는 **혈청학적 검사**Serologic Tests가

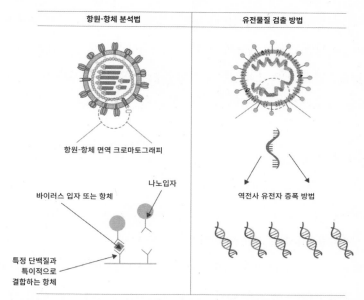

항원-항체 분석법	유전물질 검출 방법

항원-항체 면역 크로마토그래피

바이러스 입자 또는 항체

나노입자

역전사 유전자 증폭 방법

특정 단백질과
특이적으로
결합하는 항체

코로나19 진단을 위해서는 상황과 장소에 따라 신속하게 결과를 알 수 있는 항원-항체 분석법이나 정확한 결과를 알 수 있는 유전물질 검출방법이 활용된다.

있다. 항원 진단검사가 바이러스 자체를 검출했다면, 혈청학적 검사는 바이러스 감염으로 인해 생긴 혈액 내 항체를 검출한다. 혈청학적 검사지에는 사스코로나바이러스-2 표면 단백질이 부착되어 있다. 감염으로 인해 항체가 생성됐다면, 바이러스 표면 단백질과 결합하며 마찬가지로 검사지 색이 변해 육안으로 감염 여부를 판단할 수 있다. 하지만 감염 환자여도 혈액 내 항체가 생성되지 않았을 경우 음성으로 판단될 수 있다는 단점이 있다(Liu et al., 2020). 이러한 이유로 선제적 대응 도구로서는 적합하지 않아 널리 사용되지는 않는다. 중앙집중화된 검사시설(대형 병원 등)이 없어 PCR 분자진단과 같은 정확한 검사가 어려운 현장 등에서만 사용이 가능하다. 하지만 이러한 단점이 있음에도, 빠르게 퍼지는 코로나19 감염 여부를 신속히 확인하기 위해 많은 국가에서 사용을 긴급 승인하고 있다(Public Health England, 2020b).

가장 정확한 코로나19 진단 기술

가장 표준화된 코로나19 진단법(Corman, V. et al., 2020)으로는 중합효소연쇄반응이라고 부르는 PCR^{Polymerase Chain Reaction} 검사가 있다. 앞서 언급한 항원-항체 분석법이 바이러스의 단백질과 체내 항체단백질을 검출했다면, PCR은 바이러스 내부의 유전물질을 검출 타깃으로 삼는다. 사스코로나바이러스-2의 유전물질은 불안정한 RNA로 구성되어 있어, 이를 안정된 상보적 DNA^{cDNA}로 바꾸는 역전사^{Reverse Transcription: RT} 과정이 선행되어야 한다. 언론에서 많이 언급되는 역전사 중합효소연쇄반응^{RT-PCR}이 이것이다.

역전사 효소가 RNA로부터 cDNA를 만든 뒤에는 DNA 중합효소를 이용해 섭씨 90도 이상의 높은 온도에서 바이러스의 cDNA를 증폭한다. 이때 특정 DNA가 증폭될 때에만 발현하는 형광 단백질에 의해 바이러스 감염 여부를 파악할 수 있다. 유전자 증폭은 보통 수 시간 내에 완료되나, 실제 검사결과를 받아보는 데는 1~2일이 소요된다. PCR 검사를 위해 검체 채취부터 결과를 얻는 전 과정에 전문인력과 의료시설

코로나 사이언스: 팬데믹에서 엔데믹으로
진화하는 바이러스, 막을 수 있을까

이 필요하기 때문이다.

긴 시간이 소요된다는 단점이 있지만 PCR은 다른 추가검사가 필요하지 않을 정도로 정확도가 매우 높다는 큰 장점도 있다. 물론 이전의 코로나19 감염 여부 혹은 항체 생성 여부까지 파악하기는 어렵다(Sethuraman, Jeremiah and Ryo, 2020).

또 다른 분자진단 기술인 **등온증폭법**Isothermal amplification assay도 있다. 글자 그대로 일정한 온도에서 특수 설계된 DNA 프로브를 활용하여 DNA를 증폭시켜 신호를 얻어내는 진단법이다(Naddaf et al., 2020; Lamb et al., 2020). 등온증폭에 사용되는 DNA 중합효소가 접혀 있던 DNA 프로브를 펴면서 형광신호가 증폭되는 원리이다. 형광신호 증폭은 샘플 내 코로나 바이러스 유전자의 존재를 의미한다. PCR에 비해 신속한 검사가 가능하지만, 아직까지는 정확도가 낮아(Basu et al., 2020) RT-PCR보다 자주 사용되지는 않는다.

등온증폭법에는 루프 기반 등온증폭법Loop-Mediated Isothermal Amplification: LAMP, 효소 기반 등온증폭법Nicking Endonuclease Amplification Reaction: NEAR 그리고 RPARecombinase Polymerase Amplification 등온증폭법 등이 있다. LAMP는 DNA 프로브가 아령 모양의 DNA 2차 구조를 기하급수적으로 형성하여 형광 신호를 증폭시키는 방식이다(Notomi et al., 2015). 신속하고 혈액과 같은 복잡한 샘플에서도 증폭이 가능하다는 장점이 있지만, RT-PCR에 비해 민감도가 낮고 샘플 준비에 시간이 많이 소요된다. NEAR은 효소를 이용해 이중나선 DNA를 단일가닥으로 분

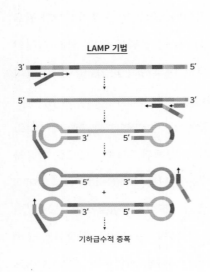

LAMP 기법

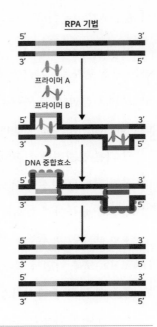

RPA 기법

프라이머 A

프라이머 B

DNA 중합효소

기하급수적 증폭

NEAR 기법

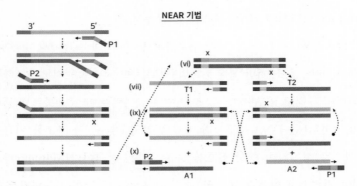

등온증폭법의 세 가지 사례. 등온증폭법은 특수하게 설계된 DNA 프로브를 사용하여 일정한 온도에서 형광신호를 증폭시키는 방법이다. 형광신호를 토대로 코로나19 감염 여부를 파악할 수 있다.

리하여 또 다른 이중나선을 형성할 수 있는 템플릿을 만들어주는 원리다(Wang et al., 2018). 이중나선이 기하급수적으로 늘어나며 형광신호가 증폭된다. 역시 신속하지만, 민감도가 낮고 거짓 양성이 나타난다는 단점이 있다. RPA 등온증폭법은 DNA 단일가닥에만 붙을 수 있는 단백질Single-strand binding protein: SBP을 넣어(Lobato and O'Sullivan, 2018) 형광신호를 증폭하는 원리이다. 역시 거짓 양성이 상대적으로 높다는 단점이 있다.

유전자가위로 코로나19 진단

한편, 생명공학 혁명의 총아인 유전자가위 기술로 코로나19를 진단하는 방법도 있다. 2020년 노벨화학상 수상을 계기로 '크리스퍼 유전자가위' 개념이 최근 많이 대중화되었다. 이 기술은 가위처럼 특정 유전자를 잘라내는 크리스퍼라는 단백질을 이용한다. 크리스퍼 기반 코로나19 진단법(이하 크리스퍼 진단법)의 원리도 동일하다. 사스코로나바이러스-2의 유전자 배열을 특이적으로 검출할 수 있는 크리스퍼 단백질이 사용된다.

크리스퍼 진단법은 바이러스의 유전물질을 증폭한 뒤, 고도의 민감도로 검출하는 방법이다. 통상 1시간 이내의 검출시간이 소요된다. MIT연구진이 크리스퍼 진단법을 이용해 코로나19를 진단하는 실험(혹은 테스트)을 진행했는데, 특이도는 100%, 민감도는 96%로 높게 나타

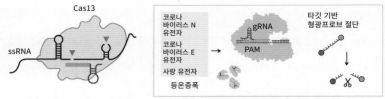

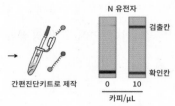

크리스퍼 기반 코로나19 진단법 작동 메커니즘(30~40분 소요)

크리스퍼 기반 코로나19 진단법의 작동 메커니즘. 사스코로나바이러스-2의 유전물질을 타깃하는 크리스퍼 단백질이 해당 부위를 정확하게 잘라내면 형광이 발현되는 원리이다. 형광색을 통해 코로나19 감염 여부를 진단할 수 있다.

났다. 바이러스 유전물질에 특이적으로 결합하는 크리스퍼의 특성 때문이다(Patchsung et al., 2020). 특히, 이 연구진에 의해 개발된 셜록 Specific High Sensitivity Enzymatic Reporter UnLOCKing: SHERLOCK이라는 기술이 각광받는다. 셜록은 크리스퍼 단백질과 형광 표지물질을 함께 넣어 바이러스 감염 여부를 진단하는데, 사스코로나바이러스-2의 유전물질이 존재할 때만 크리스퍼가 작동하도록 설계됐다. 따라서 높은 정확도로 감염 여부를 파악할 수 있다.

크리스퍼 진단법은 높은 정확성과 신속성을 모두 구현하기 때문에 상당한 잠재력이 있다. 하지만 아직까지는 크리스퍼 단백질을 다루기 위한 전문적인 기술이 부족하여, 실제 임상 현장에서 사용하기는 어렵다. 이러한 한계를 극복하기 위해 최근 임신 진단 테스트기처럼 색깔 변화를 확인해서 감염 여부를 파악할 수 있는 기술도 개발 중이다.

나노물질로 17분 만에 코로나19 진단

이렇듯 바이러스 진단법에는 저마다의 장단점이 있다. 코로나19 팬데믹과 함께 기존 진단기술의 단점을 극복하기 위한 새로운 기술들도 도입되고 있다. 그중 대표적인 것이 **나노물질을 이용한 진단기술**이다. 나노물질은 빛, 온도, 힘 등 물리적인 성질을 증폭시켜주는 역할을 한다. 특히 나노 단위에서 물질 특성의 인위적 조작이 가능하여, 기존 기술의 한계를 뛰어넘을 수 있는 중요한 단초를 제공한다.

필자가 속한 기초과학연구원IBS 나노의학 연구단 역시 2020년 12월 나노물질 기반 코로나19 진단법을 개발했다. 우리 연구진은 기존 PCR에 플라스모닉물질과 자성물질을 결합한 '마그네토 플라스모닉 나노입자Magneto Plasmonic Nanoparticle: MPN'를 접목했다. 플라스모닉물질은 금속 나노입자 표면에 특정 파장의 빛을 쬐면 열에너지가 방출되는 현상이 나타난다. 요컨대 MPN은 빛과 자기장에 동시에 감응하는 물질이다.

우리 연구진은 MPN을 PCR에 접목하여 현장에서 신속하게 유전자를 증폭하고, 바이러스를 검출할 수 있는 새로운 진단 장비인 '나노PCRnanoPCR'를 개발했다. 빛을 열에너지로 바꾸는 플라스모닉물질 덕분에 빠르게 유전자를 증폭할 수 있고, 자기력을 이용해 샘플을 분리할 수 있다. 유전물질 증폭과 검출을 동시에 진행하기 때문에 소량의 유전물질로도 정확한 검출이 가능하다는 것이 장점이다. 여기에 한 번에 여러 시료를 탑재할 수 있는 시스템도 탑재했다.

우리 연구진은 개발한 nanoPCR로 실제 코로나19를 진단하는 환자검체시험을 진행했다. 그 결과, 기존에 2시간이 걸리던 유전자 증폭 시간을 10분 내로 줄이는 데 성공했다(Cheong et al., 2020). 약 150명을 상대로 한 시험에서는 RT-PCR 수준의 정확도(99%)를 갖추면서도 신속한 검사가 가능한 것으로 확인됐다(다음 그림 참조).

한편, 사스코로나바이러스-2가 존재하면 미세하게 변화하는 전류를 감지하여 감염 여부를 진단하는 나노기술도 있다(Seo, G. et al., 2020). 이는 **그래핀 FET 기반 전자적 바이러스 검출법**이라고 부른다. 사스코로나바이러스-2 단백질에 특이적으로 결합할 수 있는 항체를 그래핀과 같은 2차원 물질 위에 고정시킨 형태라고 할 수 있다. 항체와 바이러스가 결합하면 2차원 나노물질에 전류 변화가 생기고, 이 변화를 기록해 바이러스를 검출한다.

이렇듯 나노물질 기반 진단법은 물질 특성을 나노 단위에서 정밀 조정하여 정확성과 신속성을 향상시킬 수 있다. 하지만 여전히 한계는 있다. 우선 나노물질을 사용하기 위해서는 상당한 기술력이 뒷받침되어야 한다. 대규모 진단을 위한 나노물질 생산·관리 시스템도 필요하다. 이러한 기술력과 시스템은 아직 마련되지 않았다. 이 한계를 극복

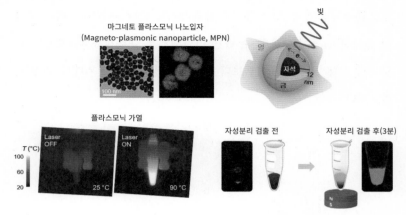

마그네토 플라스모닉 나노입자
(Magneto-plasmonic nanoparticle, MPN)

빛

자석

12 nm

금

플라스모닉 가열

T (°C)
100
60
20

Laser OFF
25 °C

Laser ON
90 °C

자성분리 검출 전

자성분리 검출 후(3분)

기초과학연구원 나노의학 연구단은 플라스모닉 물질과 자성물질을 결합한 '마그네토 플라스모닉 나노입자'를 합성하고, 이를 PCR에 접목한 나노PCR 기술을 개발했다. 플라스모닉 효과로 인해 유전물질을 빠르게 증폭하는 동시에 자기력을 이용해 샘플을 분리할 수 있다.

하면 나노물질 기반 진단법은 가까운 미래에 바이러스 진단 시장의 판도를 바꾸는 게임체인저가 될 것이다.

1년이 넘도록 전 세계를 괴롭히고 있는 바이러스와의 전쟁에서 과학자들은 깨닫는 바가 많다. 일부 연구자들만 알고 있던 새로운 진단 기술이 사회적으로 유익하게 쓰이게 되었고, 다양한 아이디어를 현장에 접목할 기회도 얻었다. 이 과정에서 기존 기술의 성능을 뛰어넘는 새로운 기술이 방역현장에 적용되었다. 연구 결과물이 실제 응용과정과 적극적으로 결합하는 '랩-투-필드Lab-to-Field'의 시기가 도래한 것이다.

위기는 기회라고 했던가. 팬데믹으로 인한 인류의 손실은 역사적으로 심각하게 기록될 것이다. 하지만 동시에 팬데믹은 최적의 의료 대응

시스템을 구축할 수 있는 계기를 제공하기도 했다. 덕분에 우리는 미래의 유사한 위협에 대응할 수 있는 면역체계를 갖추게 됐다. 포스트 코로나19 시대가 그래도 이전보다는 더욱 희망적이라고 기대할 수 있는 이유이다.

참고문헌

- Basu, A. et al. 2020. "Performance of Abbott ID Now COVID-19 Rapid Nucleic Acid Amplification Test Using Nasopharyngeal Swabs Transported in Viral Transport Media and Dry Nasal Swabs in a New York City Academic Institution." *Journal of Clinical Microbiology,* 58(8).
- Chen, Y. et al.. 2019. "N1-Methyladenosine detection with CRISPR-Cas13a/C2c2." *Chemical Science,* 10: 2975~2979.
- Cheong, J., H. Yu, C. Y. Lee et al.. 2020. "Fast detection of SARS-CoV-2 RNA via the integration of plasmonic thermocycling and fluorescence detection in a portable device." *Nat Biomed Eng,* 4: 1159~1167.
- Corman, V. et al. 2020. "Detection of 2019 novel coronavirus (2019-nCoV) by real-time RT-PCR." *Eurosurveillance,* 25(3).
- *FIND,* 2021. "SARS-CoV-2 diagnostics: performance data," at https://www.finddx.org/covid-19/dx-data/.
- Lamb, L., Bartolone, S., Ward, E. & Chancellor, M. "Rapid detection of novel coronavirus/Severe Acute Respiratory Syndrome Coronavirus 2 (SARS-CoV-2) by reverse transcription-loop-mediated isothermal amplification." *PLOS ONE,* 15: 0234682.
- Liu, W. et al.. 2020. "Evaluation of Nucleocapsid and Spike Protein-Based Enzyme-Linked Immunosorbent Assays for Detecting Antibodies against SARS-CoV-2." *Journal of Clinical Microbiology,* 58(6): e00461-20.
- Lobato, I. amd C, O'Sullivan. 2018. "Recombinase polymerase amplification: Basics, applications and recent advances." *TrAC Trends in Analytical Chemistry,* 98: 19~35.
- Naddaf, R. et al.. 2020. "Protocol for Simple, Rapid, and Direct Detection of SARS-CoV-2 from clinical samples, using Reverse Transcribed Loop-Mediated Isothermal Amplification (RT-LAMP). *BIO-PROTOCOL* 10, 10(20): e3789.
- Noor, R. 2021. "A comparative review of pathogenesis and host innate immunity evasion strategies among the severe acute respiratory syndrome coronavirus 2(SARS-CoV-2), severe acute respiratory syndrome coronavirus (SARS-CoV) and the Middle East respiratory syndrome coronavirus (MERS-CoV)." *Archives of Microbiology,* 203: 1943~1951.
- Notomi, T., Y. Mori, N. Tomita and H. Kanda. 2015. "Loop-mediated isothermal amplification(LAMP): principle, features, and future prospects." *Journal of Microbiology,* 53: 1~5.
- Patchsung, M., K. Jantarug, A. Pattama et al.. 2020. "Clinical validation of a Cas13-based assay for the detection of SARS-CoV-2 RNA." *Nat Biomed Eng,* 4: 1140~1149.
- Public Health England. 2020a. "Evaluation of the Abbott SARS-CoV-2 IgG for the detection of anti-SARSCoV-2 antibodies," *Public Health England,* 18 May.
- Public Health England. 2020b. "Evaluation of Roche Elecsys AntiSARS-CoV-2 serology assay for the detection of anti-SARS-CoV-2 antibodies." *Public Health England,* 23 May.
- Seo, G. et al.. 2020. "Rapid Detection of COVID-19 Causative Virus(SARS-CoV-2) in Human Nasopharyngeal Swab Specimens Using Field-Effect Transistor-Based Biosensor." *ACS Nano,* 14: 5135~5142.
- Sethuraman, N., S. Jeremiah, and A. Ryo. 2020. "Interpreting Diagnostic Tests for SARS-CoV-2." *JAMA,* 323(22): 2249~2251.
- Vandenberg, O., D. Martiny, O. Rochas, A. van Belkum and Z. Kozlakidis, 2020. "Considerations for diagnostic COVID-19 tests." *Nature Reviews Microbiology,* 19: 171~183.
- Wang, L. et al. 2018. "Technical aspects of nicking enzyme assisted amplification." *The Analyst,* 143: 1444~1453.

04

초기 감염의 병리기전을 밝히다

작성일
2021년 7월 23일
글
고규영 : 기초과학연구원 혈관 연구단 단장
안지훈 : 기초과학연구원 혈관 연구단 선임연구원
김정모 : 기초과학연구원 혈관 연구단 선임연구원
이창섭 : 전북대학교 의과대학 감염내과 교수

2021년 8월, 코로나19 일일 확진자 수가 역대 최고치를 경신했다. 8월 10일 0시 기준 전국 확진자는 2,221명을 기록했다. 백신 1차 접종률이 41%를 넘어서고 사회적 거리두기를 유지해도 이런 상황이 벌어진 데에는 여러 이유가 있을 것이다. 우선 더운 날씨와 백신 접종으로 인한 안도감 때문에 마스크 착용이 느슨해진 경우들이 많다. 방역 장기화의 피로감 때문에 그간 만나지 못했던 가족, 친척, 친구들과 사적 모임도 많이 하게 되었다. 게다가 기존 사스코로나바이러스-2보다 확산속도가 빠르고 증상이 심한 델타 변이 바이러스가 우리나라를 비롯한 전 세계를 뒤흔든 이유도 있다.

코로나19 초기 감염 기전 규명이 어려웠던 이유

발생 후 1년 6개월 이상이 지났지만 사스코로나바이러스-2의 인체 감염 메커니즘은 아직도 불명확하다. 기존 연구결과에 따르면 사스코로나바이러스-2는 호흡기의 상부인 비강, 인두, 후두, 기관지 등 상기도 조직을 통해 감염된다. 하지만 정확한 표적 부위는 여전히 밝혀지지 않았다. 코로나19 환자는 대부분 '양성' 진단 시점에 이미 1차적 바이러스 감염 및 증식이 끝나므로 초기 감염 기전 파악이 어렵다. 또한 그동안 실제 사람이 아닌 배양세포나 실험동물에 인위적 감염을 일으켜 병리기전을 연구했다는 실험적 한계도 있었다.

기초과학연구원IBS 혈관 연구단은 이창섭 전북대 감염내과 교수팀

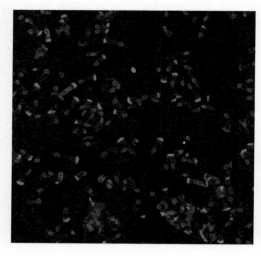

임상연구저널 표지 이미지. 기초과학연구원이 이끄는 코로나19 대응 공동연구팀은 코로나19 환자의 비강 상피세포들(푸른색) 중 섬모세포들(연두색)에서만 사스코로나바이러스-2(선홍색)가 복제·증식하는 현상을 세계 최초로 포착했다.

과 함께 '코로나19 대응 공동연구팀'을 꾸려 이러한 한계들을 극복했다. 공동연구팀은 실제 초기 코로나19 환자에서 사스코로나바이러스-2의 인체 내 복제 순간을 최초로 포착하고, 초기 감염 및 증식이 비강(코안) 섬모상피세포에서 시작됨을 규명했다(Ahn et al., 2021). 이는 100년 역사의 세계적 의학 학술지 《임상연구저널Journal of Clinical Investigation》에 표지논문으로 게재되었다. 이러한 성과를 낼 수 있었던 배경과 그 의의에 대해 자세히 설명해보고자 한다.

비강 섬모세포, 코로나19 감염의 시발점

사스코로나바이러스-2는 바이러스 표면의 스파이크단백질, 인체

세포의 안지오텐신전환효소ACE2, 막관통 세린 프로테아제2TMPRSS2 및 퓨린Furin 수용체 단백질의 결합을 통해 세포 내로 침투한다. 이들 수용체 단백질을 가지고 있는 세포만이 선택적으로 코로나19에 감염된다. 따라서 수용체 단백질이 다량 존재하는 장소에서 바이러스 감염이 본격 시작된다고 볼 수 있다. 코로나19 대응 공동연구팀의 고규영 단장은 박사과정 동안 폐에 다량 분포하는 ACE1에 대하여 연구한 만큼 ACE2에 대하여 친숙했기 때문에 이 연구에 주저함 없이 뛰어들 수 있었다.

그간 '단일세포 유전자발현 측정기법Single cell RNA-sequencing'을 통해 인간이나 영장류 상기도 조직에서 이 단백질들의 분포를 분석했다. 하지만 이 기법으로는 세포 내 mRNA의 발현 정도만 알 수 있을 뿐, 실제 단백질의 양과 분포를 명확히 파악하기 어려웠다. 또한 배양세포에서는 코로나바이러스 수용체의 발현 양상이 인체와 다를 수 있어서, 실제 인체 감염기전 파악에 한계가 있었다.

코로나19 대응 공동연구팀은 실제 코로나19 초기 환자에게서 얻은 검체를 분석하여 이 한계를 극복했다. 이창섭 전북대 감염내과 교수는 경증 코로나19 환자로부터 적절한 검체를 확보하는 역할을 맡았다. 서울대병원, 삼성병원, 국립영장류센터 연구진 역시 신선한 조직 검체를 확보해 보내왔다. 기초과학연구원IBS 연구진은 이 검체들에 면역형광 조직염색법, 세포염색법, 단일세포 유전자 발현 측정 기법을 동시 적용했다. 그럼으로써 수용체 단백질의 분포를 세포 수준에서 정확히 파악할 수 있었다. 모든 과정은 생명윤리 및 안전에 관한 규정IRB에 따라 환

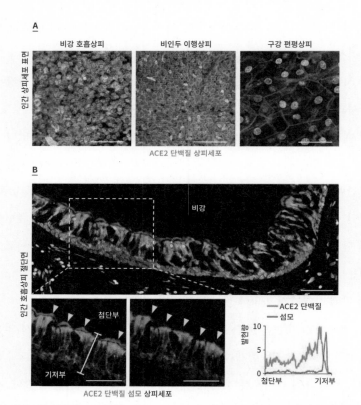

A

비강 호흡상피   비인두 이행상피   구강 편평상피

인간 표피상피 표면

ACE2 단백질 상피세포

B

인간 호흡상피 절단면

비강

첨단부

기저부

ACE2 단백질 섬모 상피세포

ACE2 단백질
섬모

형광강도

10

5

0

첨단부   기저부

기초과학연구원 혈관 연구단이 이끄는 코로나19 대응 공동연구팀은 사스코로나바이러스-2의 대표적인 수용체인 ACE2가 비강 섬모세포에만 다량 존재하며(A), 그중에서도 공기와 맞닿는 첨단부에 집중적으로 분포(B)함을 확인했다.

자의 동의를 얻어 진행했다. 특히 환자의 검체 채취 후 즉시 바이러스를 비활성화시켰으며 한국 질병관리청의 「코로나바이러스감염증-19 대응 실험실 생물안전가이드」에 몇 가지를 더욱 보완하여 엄격하게 연구를 진행했다.

그 결과, 우리 연구진은 ACE2, TMPRSS2, Furin 수용체 단백질이 사람의 호흡기 상피세포층을 이루는 다양한 세포 중에 비강(코안) 섬모세포에만 다량 분포하는 것을 확인했다. 이는 특히 공기와 접촉하는 면에 집중적으로 모여 있었다. 즉, 코로나19 환자의 비말과 공기를 통해 전파된 사스코로나바이러스-2가 콧속의 섬모세포 공기 접촉면에 결합하여 세포 안으로 들어가고, 이 세포의 소기관들을 이용하여 복제 및 증식한다는 의미이다. 반면, 이전 연구들이 주요 감염 표적 세포 중 하나라고 본 호흡기(비강 포함) 점액분비세포들과 구강 상피세포들에는 이러한 수용체 단백질이 존재하지 않았다.

비강 내 백신 투여를 통한
점막면역 형성 전략의 유효성 예측 가능

공동연구팀은 경증 코로나19 환자의 감염 초기(입원 당일~일주일)에 2~3일 간격으로 비강과 구강(입안)의 세포들을 채취하여 초기 감염 메커니즘도 찾았다. 그 결과, 사스코로나바이러스-2가 비강 섬모세포에서만 복제·증식하는 현상을 최초로 포착했다. 사스코로나바이러스-2

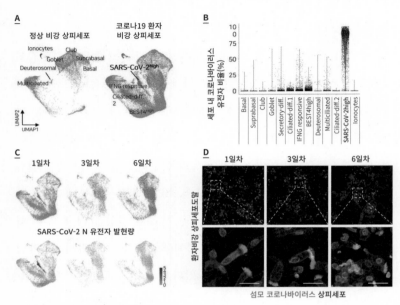

단일세포 유전자발현 측정기법으로 정상인과 코로나19 초기 환자의 비강 상피세포를 비교 분석한 결과(A). 코로나19 환자의 경우 정상인과 다른 섬모상피세포 유형이 관찰된다. 그중 사스코로나바이러스-2 복제가 활발히 일어나는 세포 군집(SARS-CoV-2high)을 발견했다(A, B). 코로나19 초기 환자의 비강 섬모세포를 단일세포 유전자발현 측정기법(C)과 세포도말 면역 형광염색을 통해 추적 관찰한 결과들(D). 사스코로나바이러스-2 감염 초기에 섬모상 피세포 내에서 복제·증식된 후 상피세포와 함께 소멸됨을 확인할 수 있다.

수용체 단백질이 없는 비강 분비세포 및 줄기세포, 구강 상피세포 등에서는 감염이 일어나지 않았다. 경증 코로나19 환자는 사스코로나바이러스-2 증식이 초기 8일 이내 종료됐으며, 손상된 섬모세포가 빠르게 재생되며 건강을 회복했다.

이번 연구는 그동안 불분명했던 코로나19 초기 감염과 병리기전을 명확히 규명했다는 평가를 받았다. 사스코로나바이러스-2의 감염력과 전파력은 매우 강하다. 증상 발생 전인 감염 초기에 복제와 전파가 대부분 이뤄진다. 즉, 코로나19 환자들이 열, 기침, 콧물 등 초기증상을 느낄 때는 이미 사스코로나바이러스-2는 환자의 감염된 세포에서 복제·증식을 마치고, 세포 바깥으로 빠져나와 공기나 비말을 통해 주위에 전파된 상태인 것이다. 같은 이유로 기존 코로나19 병리기전 연구 역시 감염 초기보다는 중·후반기에 치우쳐 있었다. 이는 비유하자면 전투가 끝난 뒤 폐허가 된 전쟁터를 살펴보는 일이라고 할 수 있다. 하지만 중요한 것은 전투에서 승리하거나, 전쟁 자체가 일어나지 않도록 미리 막는 것이다.

이번 연구성과는 코로나19 감염의 시발점이 비강 내 상피세포임을 보여준다. 따라서 **비강 내 백신 투여를 통한 비강 내 점막면역 형성이 코로나19 감염 예방의 훌륭한 전략이 될 수 있음을** 시사한다. 현재 공동연구팀은 코로나19 감염 시의 비강 점막면역 형성 시점, 근육/비강 교차 백신접종에 의한 비강점막면역 형성 효율성 등을 추가로 확대하여 연구하고 있다.

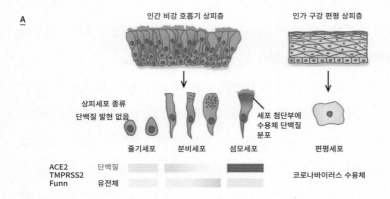

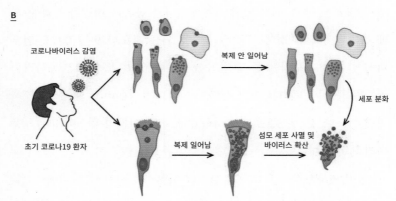

사스코로나바이러스-2의 비강 섬모상피세포 감염 기전. 인간 비강 상피세포의 종류별 사스코로나바이러스-2 수용체 단백질(ACE2, TMPRSS2, Furin)의 발현 양상(A). 이들 단백질이 비강 섬모세포에만 집중적으로 발현함을 알 수 있다. 사스코로나바이러스-2가 비강 섬모상피세포만을 표적 삼아 복제한 후 세포 사멸과 바이러스 전파를 일으키는 병리기전 모식도(B).

근육 내 mRNA 백신 투여만이 최선은 아니다

현재 전 세계 인구를 대상으로 투여하고 있는 코로나19 백신 중에서 mRNA 백신이 가장 성공적으로 보인다. 그러나 **어떤 백신이 가장 좋은가는 2~3년 동안의 결과들을 종합하여 분석해보아야** 한다. 예를 들면 주사기와 냉동-냉장 장치가 부족한 저개발국가들에서 환자가 폭발적으로 늘어난다면 mRNA 백신을 단기간 내 투여하는 것이 매우 어렵기 때문이다.

인도의 한 회사에서 사백신을 비강 내 투여한 결과, 50~60%의 확률로 코로나19 감염을 예방했다고 주장하고 있다. 또한 1차 접종은 근육, 2회 접종은 비강으로 투여하면 훨씬 감염방어율이 높다는 실험동물 결과들도 잇따라 발표되고 있다. 여기에 우리가 개발한 방법과 기술을 도입하여 비강점막면역의 확립을 비교·분석해볼 필요가 있다. 그러면 현재 사용하거나 사용할 백신에 대한 우위를 조금 더 신속히 확인할 수 있을 것이다. 이렇듯 코로나19 감염 규모와 국가별 상황을 고려한 다양한 면역 전략이 사태 종식을 앞당길 수 있다. 우리의 연구결과가 팬데믹에 맞서는 전 세계 인류에게 희망을 줄 수 있기를 바란다.

참고문헌

· Ahn J. H., Kim J., Hong S. P. et al. 2021. "Nasal ciliated cells are primary targets for SARS-CoV-2 replication in the early stage of COVID-19." *J Clin Invest*. 131(13): e148517. doi:10.1172/JCI148517.

05

인체 면역 반응의 양상과 특징

작성일
2021년 7월 30일
글
신의철 : 기초과학연구원 한국바이러스기초연구소 바이러스 면역 연구센터 센터장
정민경 : 기초과학연구원 한국바이러스기초연구소 바이러스 면역 연구센터 연구위원

새로운 바이러스가 출현하면 두 가지 방향에서 대응 연구가 이루어진다. 우선 바이러스 학자들이 나서서 바이러스가 가진 특성을 파악한다. 이와 동시에 필자와 같은 바이러스 면역학자들은 우리 몸이 바이러스에 어떻게 면역 반응을 나타내는지 밝힌다. 코로나19 팬데믹에서도 바이러스 학자와 바이러스 면역학자의 협업이 긴밀히 이루어지고 있다.

왜 코로나19 환자마다 증상의 정도가 다른가

2020년 3월, 국내 코로나19 확진자의 증가세가 심상치 않았다. 그런데 같은 사스코로나바이러스-2에 감염됐음에도, 환자들이 중증과 경증으로 나뉘는 것이 눈에 띄었다. 이에 당시 필자들이 소속되었던 KAIST 의과학대학원 면역 및 감염 질환 연구실은 그 이유를 규명하는 연구에 착수했다.

우선 코로나19 환자들의 혈액 샘플을 구하고자 했다. 다행히 팬데믹 이전부터 구축한 주요 병원 감염내과와의 협업 네트워크 덕분에 수급에는 어려움이 없었다. 그렇게 확보한 혈액 샘플에서 면역을 담당하는 백혈구 세포를 분리해냈다. 이후 '단일세포 전사체 분석기법'을 활용해 각 면역세포의 유전자 발현 특성을 개별 세포 단위에서 분석했다. 이를 토대로, 코로나19 중증 및 경증 환자의 혈액을 다른 호흡기 바이러스 질환인 중증 독감(인플루엔자) 환자의 혈액과 비교했다.

그러자 중증과 경증을 막론하고, 코로나19 환자의 면역세포에서는

단일세포 유전자 발현 분석

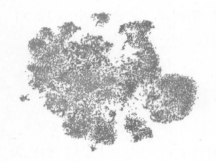

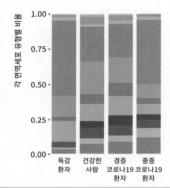

각 면역세포 아형별 비율

1.00	
0.75	
0.50	
0.25	
0.00	

독감 환자　건강한 사람　경증 코로나19 환자　중증 코로나19 환자

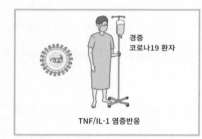

경증 코로나19 환자

TNF/IL-1 염증반응

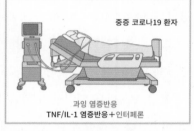

중증 코로나19 환자

과잉 염증반응
TNF/IL-1 염증반응＋인터페론

신의철 센터장 연구팀은 독감 환자와 건강한 사람, 그리고 경증Mild 및 중증Severe 코로나19 환자의 혈액 내 여러 유형의 면역세포의 특성을 단일세포 유전자 발현 분석이라는 최신 연구 기법을 적용해 분석했다. 그 결과 코로나19 환자의 경우 사이토카인의 일종인 TNF와 IL-1의 영향을 공통적으로 받는데, 중증 코로나19 환자는 독감 환자들에게서 나타나는 사이토카인으로 알려진 인터페론의 영향까지 받는 것으로 확인되었다.

사이토카인(면역물질)의 일종인 종양괴사인자TNF와 인터류킨-1IL-1의 영향이 공통적으로 나타났다. TNF와 IL-1은 염증을 악화시키는 것으로 알려져 있다. 반면, 인플루엔자 환자들의 면역세포는 인터페론이라는 사이토카인의 자극을 받은 영향이 뚜렷하게 나타났다. 특히 중증 코로나19 환자들의 경우 TNF와 IL-1의 영향과 함께 인플루엔자의 특성인 인터페론의 영향이 공존한다는 흥미로운 사실을 알게 되었다. 즉, 코로나19와 인플루엔자는 원래 각기 다른 종류의 사이토카인 영향으로 과잉 염증반응이 유발되나, 중증 코로나19 환자는 이 모든 것이 함께 나타난다는 의미이다.

이 연구결과는 2020년 7월 국제학술지 《사이언스 이뮤놀로지 Science Immunology》에 게재됐다. 해당 성과는 중증 코로나19 환자에서 나타나는 과잉염증 반응, 즉 '사이토카인 폭풍'의 구체적 내막을 밝혔다고 평가되었다. 연구를 결심한 순간부터 논문 최종 출판까지는 고작 4개월이 걸렸을 뿐이다.

인터페론, 적절하면 괜찮지만 과하면 독毒

다만 이 논문은 학계에 혼란을 주기도 했다. 우리 연구결과에 따르면 중증 코로나19 환자는 경증 환자보다 인터페론 반응이 강해야 한다. 그런데 정반대의 결과가 보고된 다른 논문도 있었다. 인터페론은 본래 항바이러스 역할을 하는 '착한' 사이토카인으로 알려져 있었다. 그래서 특별한 치료제가 없던 코로나19 팬데믹 초기에는 인터페론을 약으로 투여하기도 했다. 만약 우리 연구진의 결론이 맞다면 코로나19 환자, 특히 중증 환자에게는 과잉 염증반응을 유발할 수 있는 인터페론을 절대 약으로 사용하면 안 된다.

이에 우리는 일련의 논란을 정리한 글을 《네이처 리뷰 이뮤놀로지 Nature Reviews Immunology》에 발표해 학계의 공론화를 촉발했다. 다양한 논의 끝에, **인터페론 반응이 적절하면 경증에 그치지만 너무 부족하거나 과잉되면 중증으로 진행된다는 것이 정설로 확립**되었다. 좋은 논문을 썼다는 기쁨과 함께, 우리의 노력으로 세계적 위기 상황에서 과학자들의 집단지성을 이루어냈다는 감회도 컸다.

코로나19 환자의 T세포는 정상 작동하는가

2020년 여름부터 우리는 코로나19 회복 환자에서 나타나는 T세포 면역반응 연구에 매진했다. T세포는 인체에 존재하는 다양한 면역세포 중 하나이다. 우리 몸이 바이러스에 감염되면, 감염 바이러스에 작동하는 T세포들이 선택적으로 활성화된다. T세포들은 감염된 세포를 빨리 제거하고 더는 증식되지 못하게 막으며, 항체를 만드는 B세포를 돕기도 한다. 이렇게 활성화되었던 T세포들은 바이러스가 사라진 뒤에도 기억T세포의 형태로 오랜 기간 체내에 남는다. 기억T세포는 코로나19 감염 자체를 예방하지는 못한다. 그러나 중증 코로나19로의 진행을 막

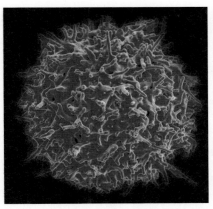

주사전자현미경SEM으로 촬영한 건강한 사람의 T세포(미국 국립보건원 포토스트림(https://www.flickr.com/photos/niaid/).

는 것으로 알려져 있다. 사스코로나바이러스-2가 재침입했을 때 이들이 재빨리 활동을 재개하여 빠른 회복을 돕기 때문이다.

따라서 코로나19 환자에서 T세포의 작동 양상을 살피는 것이 중요했다. 즉, T세포가 정상 활성화되어 항바이러스 기능을 하는지, 또한 회복자에서는 기억T세포로 잘 분화하여 유지되는지 등을 밝혀야 했던 것이다. 코로나19 팬데믹 초기에 중국에서는 "코로나19 환자들의 T세포가 제 기능을 하지 못하는 것 같다"라는 요지의 논문 몇 편이 발표되었고, 이것이 정설처럼 받아들여지고 있었다.

우리는 이 정설을 검증하는 연구를 기획했다. 그러려면 우선 코로나19 환자 혈액의 수많은 T세포 중에서 사스코로나바이러스-2 항원에 특이적으로 결합하는 T세포만 식별하는 기술이 필요했다. 다행히 우리에게는 10여 년 전부터 C형간염 바이러스를 연구하며 축적된 기술력이 있었다. 자연스럽게 이 기술을 활용하여 200명이 넘는 코로나19 환자들의 T세포를 분석하기 시작했다.

그 결과 정설과는 다르게 **코로나19 바이러스에 특이적인 T세포들은 항바이러스 기능을 제대로 발휘**하는 것을 확인하였다. 또한 바이러스 감염에서 회복에 이르는 동안 T세포의 특성 변화 및 조절 양상에 대한 세밀한 정보도 얻을 수 있었다.

연구결과는 2021년 1월 국제학술지 《이뮤니티Immunity》에 게재됐다. 이로써 우리는 팬데믹에 따른 혼란 상황에서 성급히 도출된 오답을 교정할 수 있었다. 오랜 시간 축적된 기술력을 활용한 정교한 연구기법 덕분이었다. 나아가 올바른 과학적 지식을 세계와 인류에 공유했다는 중요한 성과도 얻었다.

코로나19 회복 후에도 10개월 이상 방어면역 유지

그렇다면 코로나19에서 회복된 후 얼마나 오래 기억T세포가 유지되는 걸까. 2020년 3~4월 코로나19에서 회복된 환자들의 혈액을 확보해 사스코로나바이러스-2에 특이적인 기억T세포 반응을 10개월 동안 분석해보았다.

그 결과 코로나19 회복 직후부터 나타나는 기억T세포가 10개월의 관찰 기간 동안 잘 유지됨을 확인했다. 즉, **적어도 10개월까지는 사스**

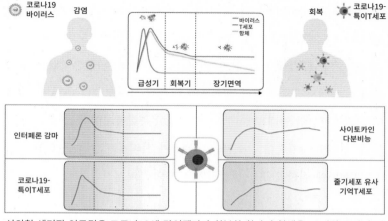

신의철 센터장 연구팀은 코로나19에 감염됐다가 회복한 환자의 혈액을 10개월 동안 추적 관찰했다. 그 결과 사스코로나바이러스-2에 특이적인 기억T세포가 회복 후 10개월 이상 지속됨을 확인했다. 또한 기억T세포의 숫자를 유지해주는 기능을 하는 줄기세포 유사 기억T세포 역시 오랜 기간 동안 잘 유지되었다.

코로나바이러스-2에 다시 노출되더라도 기억T세포가 재빠르게 항바이 러스 작용을 한다는 의미이다. 기억T세포는 코로나19 경증 및 중증 여 부와 상관없이 대부분의 회복자들에게서 잘 나타났다. 이 연구의 결과 는 올해 6월 30일 국제학술지《네이처 커뮤니케이션Nature Communications》 에 실렸다.

이 논문에서는 더욱 중요한 발견이 있었다. 기억T세포 중에는 '줄 기세포 유사 기억T세포'라는 것이 있는데, 이것은 다른 기억T세포들보 다도 세포증식능, 분화능, 자기재생능이 뛰어나다고 알려져 있다. 그런 데 코로나19 회복자들에서 바로 이 줄기세포 유사 기억T세포가 잘 발 생한다는 것이 확인된 것이다.

비록 10개월이라는 기간의 한계는 있지만, 기억T세포가 장기 지속된다는 희망적인 결론을 도출한 것이다. 특히, 기억T세포에 대한 재생 기능을 가진 줄기세포 유사 기억T세포가 상당히 오래 유지됨을 보여준다는 점에서 고무적이다. T세포와 더불어 사스코로나바이러스-2에 대한 면역반응의 양대 축 역할을 하는 것이 중화항체이다. 코로나19 회복 후 이 중화항체들이 감소한다는 뉴스가 전해지는 안 좋은 상황에서, 기억T세포에 대한 연구는 희망적인 소식으로 여겨진다.

코로나19와 면역, 아직 풀지 못한 문제들

하지만 아직 풀지 못한 문제가 많다. 백신 개발과 보급에도 코로나19 팬데믹의 위세가 꺾이지 않았으며, 여전히 현재 진행형이기 때문이다. 따라서 우리 연구진은 향후 '코로나19 감염에 따른 조절T세포나 NK세포의 변화', '소아와 성인 환자의 면역반응 차이', '백신 접종 이후 T세포의 특성' 등의 주제를 탐구하고자 한다.

코로나19를 포함하는 신종 바이러스에 대한 모든 해답은 결국 과학에 있다. 코로나19 백신을 자체 개발하여 가장 먼저 사용한 미국, 영국 등의 나라들이 과학 강국이라는 점은 우연의 일치가 아니다. 우리나라는 코로나19 팬데믹 국면에서 K-방역으로 세계의 주목을 받았다. 미래에 또다시 바이러스의 습격을 받게 된다면, 그때는 K-과학이 문제 해결의 주인공이 되기를 기대한다.

참고문헌

· Jung J. H., Rha M. S., Sa M., Choi H. K., Jeon J. H., Seok H., Park D. W., Park S. H., Jeong H. W., Choi W. S. and Shin E. C.. 2021. "SARS-CoV-2-specific T cell memory is sustained in COVID-19 convalescent patients for 10 months with successful development of stem cell-like memory T cells." *Nature Communications*, 12: 4043.

· Jung M. K. and Shin E. C.. 2021. "Phenotypes and functions of SARS-CoV-2-reactive T cells." *Mol Cells*, 44(6): 401~407.

· Lee J. S. and Shin E. C.. 2020. "The type I interferon response in COVID-19: implications for treatment." *Nature Reviews Immunology*, 20: 585~586.

· Lee J. S., Park S., Jeong H. W., Ahn J. Y., Choi S. J., Lee H., Choi B., Nam S. K., Sa M., Kwon J. S., Jeong S. J., Lee H. K., Park S. H., Park S. H., Choi J. Y., Kim S. H., Jung I. and Shin E. C.. 2020. "Immunophenotyping of COVID-19 and influenza highlights the role of type I interferons in development of severe COVID-19." *Science Immunology*, 5(49): eabd1554.

· Rha M. S., Jeong H. W., Ko J. H., Choi S. J., Seo I. H., Lee J. S., Sa M., Kim A. R., Joo E. J., Ahn J. Y., Kim J. H., Song K. H., Kim E. S., Oh D. H., Ahn M. Y., Choi H. K., Jeon J. H., Choi J. P., Kim H. B., Kim Y. K., Park S. H., Choi W. S., Choi J. Y., Peck K. R. and Shin E. C., 2021. "PD-1-expressing SARS-CoV-2-specific CD8+ T cells are not exhausted, but functional in patients with COVID-19." *Immunity*, 54(1): 44~52.

· Shin E. C., 2021. "Scientific understanding of COVID-19: the first step to vanquishing the current pandemic." *Mol Cells*, 44(6): 375~376.

06

반려동물도 바이러스를 옮길까

작성일
2021년 3월 17일
글
엄재구 : 전북대학교 수의과대학 교수

코로나19의 확산과 함께 반려동물의 바이러스 감염 우려도 커지고 있다. 질병관리청에 따르면 2020년 11월 20일 기준 세계 19개국에서 456건의 동물 사스코로나바이러스-2 감염 사례가 보고되었다. 2021년 1월 국내에서도 첫 동물 감염 사례가 나왔다. 생활공간을 함께하는 동물들과도 사회적 거리두기가 필요할까. 동물의 사스코로나바이러스-2 감염에 대한 연구들을 정리해보았다.

사스코로나바이러스-2로 유발되는 사람의 질환을 코로나19 COVID-19라고 한다. 즉, 코로나19는 사람의 질환명에 해당되기 때문에 동물의 질환을 표현하는 데 사용할 수 없다. 동물의 사스코로나바이러스-2 감염이라고 표현해야 한다.

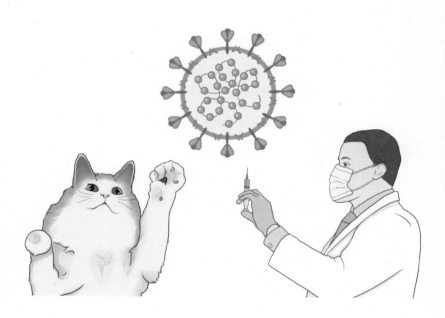

반려동물은 원래 코로나바이러스와 싸우고 있었다

코로나19 팬데믹 이전부터 반려동물들은 코로나바이러스와 싸우고 있었다. 물론 여기서 말하는 코로나바이러스는 사스코로나바이러스-2가 아닌 다른 코로나바이러스이다. 개에서 소화기계 질환을 일으키는 코로나바이러스canine coronavirus: CCoV와 호흡기계 질환을 일으키는 개 호흡기 코로나바이러스canine respiratory coronavirus: CRCoV는 지금도 유행하고 있다.

고양이에는 경미한 소화기계 질병을 유발하는 고양이 장 코로나바이러스feline enteric coronavirus: FECV와 치명적인 면역복합체 게재성 혈관염을 유발하는 고양이 전염성 복막염 바이러스feline infectious peritonitis: FIPV 등 두 가지 유형의 코로나바이러스가 유행하고 있다. 개와 고양이뿐만 아니라 돼지에서 심각한 설사를 일으키는 돼지 전염성 위장염 바이러스transmissible gastroenteritis: TGEV, 겨울철 소에서 심각한 설사와 호흡기 질병을 일으키는 소 코로나바이러스bovine coronavirus: Bovine CoV도 코로나바이러스이다. 이 외에도 다양한 코로나바이러스가 여러 종류의 동물에 감염되어 증상을 유발하기도 한다.

사람과 마찬가지로 동물의 코로나바이러스 역시 바이러스 스파이크단백질과 숙주세포 ACE2 수용체의 결합으로 감염이 시작된다. 코로나바이러스 종류에 따라 스파이크단백질 구조에 차이가 있다. 종 간 ACE2 수용체의 염기서열을 비교한 연구에 따르면, 이종異種 간에

ACE2 수용체 염기서열의 차이가 나타났다. 이는 기존 밝혀진 동물 코로나바이러스가 이종에게는 감염되지 않는다는 것을 의미한다. 즉, 개는 고양이 코로나바이러스에 걸리지 않고, 사람이 개의 코로나바이러스에 감염되지도 않는다. 앞서 언급한 FECV, FIPV 등 일부 동물 코로나바이러스에 대해서는 이미 백신이 개발되었으며 접종도 진행 중이다. 하지만 이들 바이러스는 코로나19와 유전적 차이가 있어서 해당 백신이 동물의 사스코로나바이러스-2 감염을 막을 수는 없다.

사스코로나바이러스-2에 취약한 동물들

영국 유니버시티칼리지런던UCL 연구진은 동물 215종을 대상으로 사스코로나바이러스-2 감염 위험성을 평가하는 대규모 모델링 실험을 진행했다(Lam et al., 2020). 연구진은 사스코로나바이러스-2의 스파이크단백질과 각 종별 ACE2 수용체의 결합 안정성을 토대로 감염 위험을 평가했다. 215종 동물의 평균 결합 에너지 변화median ΔΔG는 3.88이고, 이보다 작으면 감염 위험이 있다고 보는 방식이다. 이후 연구진은 사람과 접촉 가능성이 높은 동물들을 중심으로 28종의 고위험군을 선발했다. 그 결과는 다음 그림과 같다.

실제로 사스코로나바이스-2에 대한 동물 감염 시례가 속속 등장하고 있다. 현재까지 감염이 보고된 동물의 종류는 개, 고양이, 호랑이, 사자, 퓨마, 밍크 등 총 6종이다. 그렇다면 사스코로나바이러스-2에 감염

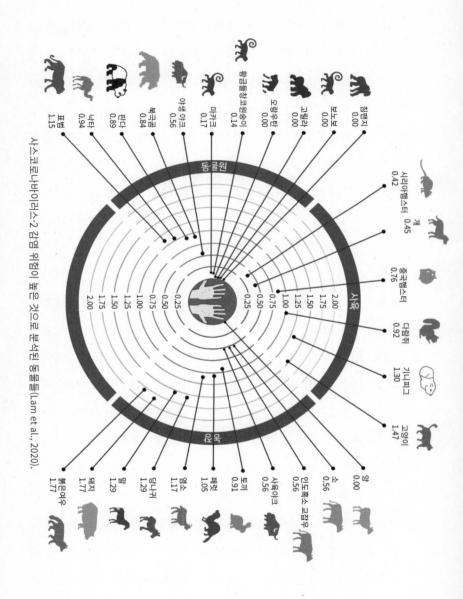

사스코로나바이러스-2 감염 위험이 높은 것으로 분석된 동물들(Lam et al., 2020).

된 동물들에게는 어떤 증상이 나타날까? 몇 가지 사례를 통해 살펴보도록 하자.

반려동물 최초로 '확진 판정'을 받은 동물은 홍콩의 반려견이다. 코로나19에 감염된 반려인과 함께 사는 2마리의 반려견을 검사한 결과, 사스코로나바이러스-2 항원 양성이 확인되었다. 하지만 발열, 폐 질환 등 별다른 임상증상이 나타나지는 않았다. 미국 질병통제예방센터CDC에 따르면 사스코로나바이러스-2에 감염된 반려동물은 대부분 어떠한 질병 증상도 나타나지 않았으며, 증상이 나타나도 집에서 돌볼 수 있는 가벼운 정도였다고 한다. 또한 사스코로나바이러스-2 감염으로 반려동물이 죽은 사례는 아직까지 없다.

미국에서는 온 가족이 코로나19에 감염된 집에서 거주하는 반려견이 확진 판정을 받은 사례가 있다. 흥미롭게도 이 집에는 반려견이 2마리 있었는데, 그중 1마리만 양성 반응과 함께 경미한 사스코로나바이러스-2 감염 증상을 보였다. 다른 1마리는 음성이었다. 추가적인 연구가 필요하지만 사스코로나바이러스-2에 감염된 개가 다른 개에게 바이러스를 전파할 수 있는 가능성이 낮다는 의미이다. 현재까지 진행된 동물실험 결과에서도 개에서 개로 전파되지 않는 것으로 확인되고 있다.

고양이는 개보다 감염에 취약하다. 사스코로나바이러스-2에 대한 감수성이 개보다 더 높기 때문이다. 첫 고양이 감염 사례는 벨기에에서 나타났다. 코로나 19에 감염된 반려인과 같이 살던 고양이가 구토, 설사, 호흡기 증상 등 사스코로나바이러스-2 감염과 같은 임상증상을 보

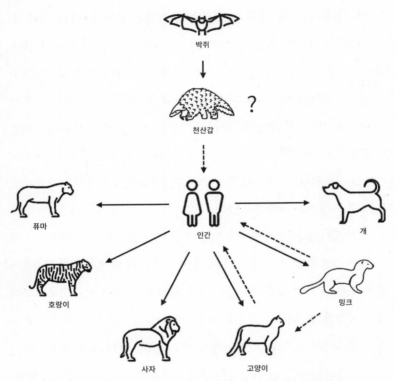

사스코로나바이러스-2는 박쥐로부터 중간숙주로 알려진 천산갑을 거쳐 사람에게로, 그리고 사람으로부터 주변 동물들에로 확산되고 있다. 현재까지 감염이 확인된 동물은 총 6종이다(Sreenivasan et al., 2020).

였고, 검사 결과도 양성이었다. 이후 연구진이 고양이에서 분리한 바이러스와 반려인에게서 분리한 바이러스 염기서열을 분석한 결과 동일한 것으로 나타났다.

미국 뉴욕에서는 다른 지역에 사는 고양이들이 각각 사스코로나바이러스-2 항원 양성반응과 미약한 임상증상을 보였다. 그런데 한 고양이의 반려인은 코로나19에 감염됐지만, 다른 고양이의 반려인들은 항원 음성반응을 보였다. 고양이가 다른 고양이로부터 감염되었거나, 코로나19에 걸린 다른 사람과 접촉하며 걸렸을 가능성이 있다. 이러한 이유에서 CDC는 코로나19에 감염된 사람이 반려동물에게 바이러스를 전파할 위험이 있으므로, 함께 살지 않는 사람들의 반려동물 접촉을 제한할 것을 권고하고 있다.

고양이와 같은 과family인 호랑이와 사자에서도 사스코로나바이러스-2 항원 양성반응 사례가 보고됐다. 미국 뉴욕의 브롱스 동물원Bronx Zoo에 있는 호랑이 4마리와 사자 2마리가 호흡기 증상을 보였고, 검사 결과 확진 판정을 받았다. 수년간 이 동물원에 새로운 동물의 유입이 없었던 것으로 보아, 코로나19에 감염된 사육사로부터 감염되었을 것으로 추측된다.

밍크는 반려동물로 키우는 사례가 적지만, 이번 코로나19 팬데믹에서 '요주의 동물'로 주목받고 있다. 유럽 등 세계 곳곳의 밍크 농장에서 사스코로나바이러스-2 집단 감염 및 변이 사스코로나바이러스-2가 발견되고 있기 때문이다. 또 밍크 농장 주변에 살고 있던 고양이가 사스코로나바이러스-2에 감염되어(7마리 중 1마리가 양성 판정을 받았고, 나머지 6마리는 항체면역반응만을 보였다) 동물에서 동물로 바이러스를 전파할 수 있음을 보여줬다.

반려동물, 코로나19 감염의 중간숙주가 될까

앞서 언급한 사례 속 동물들은 대부분 사스코로나바이러스-2에 감염된 사람들로부터 감염된 것으로 추정된다. 실제로 사람이 동물에게 사스코로나바이러스-2를 전파할 수 있는지에 대한 연구도 활발히 진행되고 있다. 홍콩 연구진은 코로나19 감염 반려인과 살던 고양이 17마리와 개 15마리를 대상으로 연구를 진행했다. 그 결과 고양이 1마리와 개 2마리에서 사스코로나바이러스-2 감염이라고 볼 수 있는 항체면역반응을 확인했다.

프랑스에서는 코로나19에 감염된 반려인 825명의 동물들을 조사했는데, 반려동물의 21~53%가 항체면역반응을 보였다. 또한 코로나19에 감염된 반려인의 반려동물이 그렇지 않은 반려동물에 비해 항체면역반응이 월등히 높았다. 일련의 연구들은 사람에서 반려동물로 사스코로나바이러스-2 감염이 전파될 수 있다는 것을 시사한다.

그렇다면 반대로 반려동물이 사람에게 감염을 일으킬 수 있을까? 사스코로나바이러스-2 감염이 발생한 네덜란드의 밍크 농장 관계자들을 대상으로 진행한 연구 사례를 보자. 이 연구에서 68%의 농장 관계

▶ 되도록 집 밖의 다른 사람들이나 동물과 접촉하지 않도록 한다.

▶ 집안 식구 중 유증상자가 생기면, 다른 모든 식구 및 동물들로부터 격리시켜야 한다.

▶ 반려동물이 양성 반응을 보일 경우, 지정된 장소에만 머무르도록 격리한다.

▶ 증상이 있는 반려동물과 함께 있을 때는 마스크와 장갑을 착용한다.

▶ 마스크는 동물에게 해가 될 수 있으니 동물에게는 씌우지 않는다.

▶ 손 소독제나 기타 세정제 등으로 반려동물을 씻기면 안 된다.

▶ 감염된 반려동물 관련 쓰레기를 처리할 때는 장갑을 착용하고, 밀봉 봉투에 넣어 폐기한다.

▶ 반려동물이 확진 판정을 받은 지 14일 이상이 지나고 72시간 이상 임상 징후가 없을 때 혹은 후속 검사에서 음성 판정을 받았을 때 격리를 해제할 수 있다.

코로나19 팬데믹 상황에서 반려인들을 위한 CDC의 권고사항.

자들이 항원양성반응 혹은 항체면역반응을 보였다. 또한 밍크와 사람에서 분리한 바이러스의 유전자를 분석해본 결과 매우 유사한 것으로 나타났다. 이는 밍크가 사람에게 바이러스를 옮길 수 있음을 의미한다. 즉, 어쩌면 밍크가 사스코로나바이러스-2의 중간숙주 역할을 할 수도 있다는 것이다. 하지만 아직까지 밍크 이외의 동물이 사람에게 바이러스를 전파시키는 역할을 한다는 유의미한 증거는 없다. 이에 대한 추가적인 연구가 필요하다.

2021년 1월 24일, 한국에서도 첫 반려동물 확진 소식이 들렸다. 코로나19 확진자 가족이 기르던 고양이였다. 이에 따라 농림축산식품부는 반려동물이 코로나19 확진자와 접촉한 사실이 있으면 각 시·도 동물위생시험소에서 진단 검사를 실시하도록 했다. 양성일 경우 사람과 마찬가지로 2주간 격리 조치에 들어간다. 미국 CDC는 반려인이 코로나19에 감염되면 반려동물도 사람과 똑같이 격리하고, 소독과 방역과 철저히 할 것을 당부하고 있다.

여러 사례와 연구결과들을 종합해보면, **반려동물이 사람에게 코로나19를 전파할 가능성은 낮다. 그러나 반려인의 부주의한 행동이 반려동물을 감염시킬 수는 있다.** 전대미문의 팬데믹은 여전히 진행 중이다. 소중한 식구를 지키는 가장 좋은 방법은 사람과 같은 방역지침을 준수하는 것이다. 이 점을 잘 숙지할 것을 반려인들에게 당부한다.

참고문헌

- Fritz, M. et al. 2021. "High prevalence of SARS-CoV-2 antibodies in pets from COVID-19+ households." *One Health*, 11: 100192.
- Hosie, M. J. et al.. 2021. "Anthropogenic infection of Cats during the 2020 COVID-19 pandemic." *Viruses*, 26: 13(2): 185.
- Lam, S. D., N. Bordin, V. P. Waman et al.. 2020. "SARS-CoV-2 spike protein predicted to form complexes with host receptor protein orthologues from a broad range of mammals." *Sci Rep*, 10: 16471.
- Li, R. et al. 2020. "Analysis of angiotensin-converting enzyme 2(ACE2) from different species sheds some light on cross-species receptor usage of a novel coronavirus 2019-nCoV." *J. infect*, 80(4): 469~496.
- Munnink, B.B.O. et al.. 2021. "Transmission of SARS-CoV-2 on mink farms between humans and mink and back to humans." *Science*, 8, 371(6525): 172~177.
- Sreenivasan, C. C. et al. 2021. "Susceptibility of livestock and companion animals to COVID-19." *Journal of medical virology*, 93(3): 1351~1360.

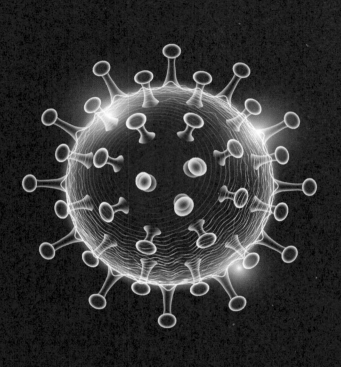

2부

백신과 치료제, 게임 체인저가 되다

07

백신의 탄생과 패러다임 전환

작성일
2021년 1월 19일
글
고규영 : 기초과학연구원 혈관 연구단 단장
강석 : 기초과학연구원 혈관 연구단 연구원

마침내 사스코로나바이러스-2SARS-CoV-2 백신이 성공적으로 개발됐다. 선두에 나선 화이자 바이오엔테크Pfizer-BioNTech(이하 화이자), 모더나 Moderna의 전령RNAmRNA 백신은 코로나바이러스감염증-19COVID-19(이하 코로나19)에 속수무책이던 인류가 바이러스와의 전쟁에서 승리할 수 있다는 자신감을 주었다. 전문가들도 예측하지 못한 빠른 속도로 개발하여 과학기술과 백신의 역사를 새로 썼다.

희망이 보이지만 아직 안도할 때는 아니다. **2019년 11월 17일 첫 보고 이후 2년이 채 되지 않았지만 전 세계 코로나19 감염자는 2억 명을 넘어섰다. 신규 확진자가 매일 70만 명에 이르며, 2021년 8월 말 현재 사망자가 450만 명이 넘었다.** 보고되지 않은 확진자까지 고려하면 실제 수치는 더 클 것이다. 게다가 바이러스 변이가 속속 등장하면서 불확실성을 높이고 있다.

이로써 신종 바이러스와의 싸움은 새로운 국면으로 접어들었다. 인류는 새롭게 개발한 백신이라는 무기로 전세의 역전을 시도하고 있다. 이 과정에서 우리는 과도한 두려움과 안이한 희망을 모두 경계해야 한다. 무엇보다 백신 접종 이후 쏟아져 나올 예방 효과에 대한 분석과 연구결과들을 눈여겨보아야 할 때이다. 우리 모두가 마지막까지 코로나19에 슬기롭게 대처한다면, 이 전쟁에서 반드시 승리하리라 믿는다.

mRNA, 아데노바이러스 벡터… 새로운 백신 개발 전략

2020년 11월 9일 화이자는 역사적인 임상 3상 시험 결과를 발표했다. 자사가 개발한 합성 mRNA 코로나19 백신(BNT162b2)을 3주 간격으로 2회 근육 주사했을 때 코로나19 감염을 90% 이상 예방한다는 것이다. 일주일 후 모더나와 미국 국립알레르기감염병연구소NIAID는 공동 개발한 백신(mRNA-1273)을 1개월 간격으로 2회 근육 주사로 접종했을 때 코로나19 감염을 94.5% 예방한다는 결과를 발표했다. 다만 영국과 남아프리카공화국에서 검출된 사스코로나바이러스-2 변종이 기존 종에 비해 전파속도가 70% 정도 빠를 수 있다는 주장이 제기되며 긴장감이 고조되고 있으나, 현재까지 보고된 바로는 이러한 mRNA 백신들에 의한 예방 효능은 동일할 것으로 추정된다.

한편, 2020년 12월 8일 다국적 제약사인 아스트라제네카AstraZeneca와 영국 옥스퍼드대는 아데노바이러스 벡터 기반 코로나19 백신(AZD1222)을 개발했다고 국제학술지《랜싯Lancet》을 통해 밝혔다. (횟수와 용량 등 임상 프로토콜에 대한 여러 논란이 있었지만) AZD1222는 4주 간격으로 2회 근육 주사했을 때 코로나19 감염을 70%가량 예방할 수 있다. 미국 존슨앤드존슨Johnson&Johnson 산하 얀센Janssen에서도 아데노바이러스 벡터 기반의 백신(Ad26.COVS-S)을 개발했다. 2021년 1월 29일 보고된 결과에 따르면 1회 접종으로 66%의 예방 효능을 보이며 FDA로부터 긴급 사용 승인되었다.

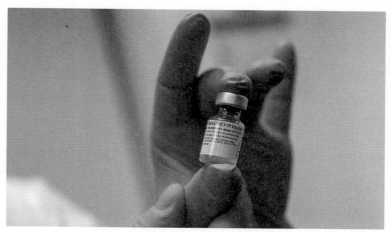

화이자가 개발한 mRNA 기반 코로나19 백신. 임상 3상 시험 결과, 3주 간격으로 2회 주사했을 때 코로나19 감염을 90% 이상 예방하는 것으로 나타났다(미 국방부장관 플리커 계정 https://www.flickr.com/photos/secdef/50721647742/).

이번 코로나19 백신은 두 가지 측면에서 인류 백신 개발 역사의 전환점으로 평가된다. 첫 번째는 코로나19 백신 예방 효능이 전문가들의 예상(55% 전후)을 압도적으로 넘어섰다는 점이다. 두 번째는 개발부터 임상 3상까지 1년도 채 걸리지 않았다는 것이다. 통상 백신 개발에는 5~10년이 소요된다. 역사상 가장 빨리 개발했다고 알려진 유행성 이하선염(볼거리) 백신도 바이러스 샘플 수집부터 허가까지 4년이 걸렸다.

이제 미국, 영국, 유럽연합ᴱᵁ 국가들에서는 코로나19 백신의 접종이 시작되었고, 현재 서유럽과 북미의 주요 선진국에서의 2차 이상 접종 비율은 50%를 넘어가는 상황이다. 이 소식은 인류에게 바이러스와의 전쟁에서 승리했다는 자신감과 장기화된 사회적 거리두기가 끝날 것이라는 희망을 안겨준다. 백신 접종 이후 정확하고 철저한 분석을 통해, 각 백신들의 코로나19 예방 효율성에 대한 종합적 결과가 나오리라 예상된다.

한국 정부는 시급성을 감안하여 신속히 외국 제약회사들이 개발한 아데노바이러스 벡터와 합성 mRNA 기반 코로나19 백신들을 도입하여 국민들에게 접종하고자 노력하고 있다. 원활한 생산 및 공급을 위해 국내 제약사들이 위탁제조하는 방식도 동시에 추진되고 있다. 2021년 2월 26일 첫 번째 백신접종이 시작되어 상반기에만 약 30%의 사람들이 1회 이상 접종받은 상황이다. 올해 안으로 접종을 희망하는 모든 국민이 코로나19 백신을 접종받을 수 있으리라 기대한다.

코로나19가 촉발한 백신 개발의 패러다임 전환

제약회사들은 기존 백신과는 완전히 다른 전략을 사용했기 때문에 높은 예방 효능의 백신을 빠르게 개발할 수 있었다. 다시 정리하자면 화이자와 모더나는 합성 mRNA를 기반으로, 아스트라제네카와 얀센은 재조합바이러스 벡터를 기반으로 백신을 개발했다.

백신의 기본 원리는 '가공 또는 변형된 병원체의 전부 혹은 일부'를 우리 몸에 주입하는 것이다. 바이러스를 '간접 경험'한 우리 몸은 면역을 형성하고, 실제 병원체가 우리 몸에 침입하면 그 경험을 발판 삼아 바이러스를 퇴치한다. 가공된 병원체가 신체 안에서 면역 반응을 일으키는 항원으로 기능하는 것이다.

그동안 백신을 개발하려면 병원체 전체 혹은 일부 조각, 즉 항원이 반드시 필요했다. 그런데 백신의 패러다임을 바꿀 새로운 아이디어가 제시됐다. **항원 대신 항원을 만들 수 있는 설계도를 넣어주면 비슷한 반응을 유도할 수 있으리라는 발상의 전환**이다.

앞서 언급한 합성 mRNA와 재조합바이러스 벡터가 바로 병원체 항원에 대한 정보가 담긴 유전물질, 즉 설계도다. 이전까지는 이렇게 설계도를 이용해서 백신 개발 및 상용화에 성공한 적이 없었다. 코로나19를 계기로 그동안 연구단계에만 머물러 있던 '**설계도를 이용한 백신**'이 처음으로 인류에게 모습을 드러냈다.

화이자는 2020년 12월 10일 BNT162b2 개발 성과를 《뉴 잉글랜드 저널 오브 메디슨NEJM》에 보고했고, 다음 날인 12월 11일 미국 식품의약국FDA으로부터 긴급사용 승인을 받았다. 첫 접종은 그로부터 사흘 뒤에 진행됐다. 12월 14일 미국 뉴욕시 롱아일랜드병원에서 근무하는 간호사 샌드라 린지에게 첫 도즈dose를 접종한 후 미국은 16~18세 이상 코로나19 관련 병원 근로자 및 고위험군에 대한 백신 접종을 시작했다. 12월 27일에는 모든 유럽연합 국가에 코로나19 백신이 공급됐다. 이때부터 미국의 의대에서 일하는 친구들이 두 번의 접종을 완료했다는 '접종카드'를 사진으로 찍어 트위터에 올리기 시작했다. 정말 빠르다.

화이자의 BNT126b2와 모더나의 mRNA-1294 백신의 mRNA는 서열, 안정화 물질, 전달매체, 보관방법, 임상 3상 시험결과 등에서 일부 차이가 있지만, 원리는 동일하다. 이번 성공은 mRNA 백신이 이론을 넘어 실제 인체에서 면역 형성이 가능함을 입증했다는 점에서 매우 중요하다. 기존 전략으로는 한계가 있었던 다양한 전염병을 대상으로 mRNA 백신 개발에 파급효과가 클 것으로 보인다.

한편, 아스트라제네카의 AZD1222는 영국 의약품건강관리제품규제청MHRA로부터 2020년 12월 30일 긴급 사용승인을 받았고, 2021년 1월 4일부터 영국인들에게 투여되기 시작했다. AZD1222는 투여 용량과 기간에 따른 효능 차이가 보고되고 있어 초기 많은 논란이 있었다. 옥스퍼드대 연구진에 따르면, 12주 간격으로 2회 접종 결과 82.4%의 예방효율을 보였다, 이후 영국에서 발표된 실접종데이터에서도 2차 접종 완료 시 89%의 유증상예방률을 나타냈다.

이 외에도 약 20여 종의 다른 코로나19 백신이 현재 임상 3상 시험에 진입했다. 약 65종의 코로나19 백신들도 초기 임상 시험 중이다. 국내에서는 SK바이오사이언스, 셀리드-LG화학, 제넥신, 진원생명과학이 개발하고 있다.《뉴욕타임스》의 "Coronavirus Vaccine Tracker"에 백신 종류별 임상 개발 단계와 국가별 승인 관련 정보가 잘 정리돼 있다. 코로나19 백신의 FDA 긴급 사용승인을 위한 과정은 다음 그림과 같다. 자세한 정보는 FDA의 자료에도 한글로 잘 정리돼 있다.

백신 후보물질
연구 시작

백신의 인체 안정성과
효능을 파악하기 위한
임상 시험 진행

데이터감시위원회의
평가를 토대로
개발사는 백신이
FDA의 안정성과
효과성 기준에
부합하는지 자체 검토

실험실 및 동물실험
결과를 취합하여
미국식품의약국FDA에
임상시험용신약IND
승인 신청

임상 3상 막바지에 FDA와
독립적인 외부 전문가 집단인
데이터감시위원회의 중간
검토 시행

FDA 권고사항을
고려하여 긴급사용승인
신청 여부와 시기 결정

VRBPA 권고를
토대로 CBER이
개발된 백신의
안정성과 효능이
미국 내 사용에
적합한지를 결정

FDA 생물의약품
평가센터CBER
긴급사용승인 심사
진행

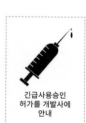

긴급사용승인
허가를 개발사에
안내

백신의 잠재적 이점이
위험보다 높고, 품질과
일관성을 보장할 수 있을
때 긴급사용승인 허가

FDA 백신·생물의약품
자문위원회VRBPAC 소집

코로나19 백신이 개발되어 긴급 사용승인을 받기까지의 과정.

백신 투여 이후 우리 몸의 면역과정

우리 몸의 면역 시스템은 선천면역과 후천면역으로 나뉜다. 선천면역은 병원균이 공통적으로 갖는 분자 패턴을 인식하여 활성화된다. 반면 후천면역은 선천면역보다 늦게 활성화되며, T세포를 통한 세포성 면역과 B세포에서 생산된 항체를 통한 체액성 면역으로 구성된다. T세포와 항체는 그 조합이 다양하여, 거의 모든 병원체를 특이적으로 인식하고 감염원과 감염된 세포를 우리 몸으로부터 방어하거나 제거한다. 선천면역과 후천면역은 독립적이지 않으며, 상호 활성화에 중요한 역할을 한다.

특별한 항원으로 만들어진 백신이 우리 몸에 투여되면, 항원의 특이패턴을 인식한 대식세포와 수지상세포 등이 이를 섭취하고 분해한다. 분해된 항원의 조각이 대식세포와 수지상세포의 표면에 제시 presentation된다. 이때 표면에 제시된 조각된 항원과 대응되는 구조의 수용체를 갖고 있는 T세포와 B세포가 이를 인식하고, 특이적으로 성숙과 증식을 한다.

감염된 세포를 세포독성T세포가 제거하고, B세포에서 분화된 형질세포는 항원과 결합하는 항체를 생성해 병원체를 중화하거나 제거한다. 감염원에 대해 특이적인 T세포와 B세포는 감염원의 제거 이후에도 일부 남아 추가적인 감염에 대비한다. 이를 '**면역학적 기억**'이라 한다. 이후 동일한 감염원에 다시 노출되었을 경우 남아 있는 T세포와 B세포

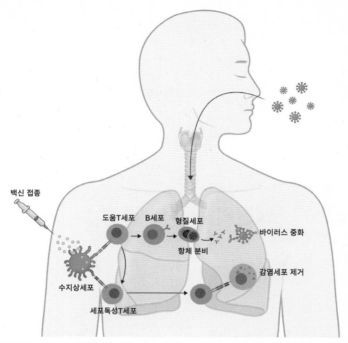

백신 접종

도움T세포   B세포   형질세포
항체 분비
바이러스 중화

수지상세포

세포독성T세포

감염세포 제거

백신투여 이후 면역작용에 의한 감염병 예방 메커니즘. 항원을 포함한 백신이 우리 몸에 투여되면, 수지상세포에 의해 분해된다. 감염된 세포는 세포독성T세포에 의해 제거되고, B세포에서 분화된 형질세포는 항원과 결합하는 항체를 생성해 병원체를 중화하거나 제거한다.

들이 즉각 활성화되어 감염에 대응하게 된다.

백신은 후천면역의 기억이라는 특징을 이용한다. 즉, 특정 병원체의 전부 혹은 일부를 인체에 사전 노출시켜, 감염이나 증상 없이 면역학적 기억이 생기도록 하는 것이다. 다음 편에서는 백신의 종류와 각 백신별 특징에 대해 자세히 다뤄보도록 하겠다.

08

백신의 종류와 특징

작성일
2021년 1월 22일
글
고규영 : 기초과학연구원 혈관 연구단 단장
강석 : 기초과학연구원 혈관 연구단 연구원

인체는 감염병 회복 후 '면역학적 기억'을 통해 향후 병원체의 침입에 대항할 수 있는 면역을 얻는다. 꼭 병에 걸리지 않더라도 백신을 이용하면 면역기능을 학습시킬 수 있다.

백신은 두 가지 조건을 충족해야 한다. 첫째, 해당 병원체에 대한 감염병을 일으키지 않아야 한다. 면역 '선행학습'을 위한 백신이 감염의 원인이 되어서는 안 되기 때문이다. 둘째, 병원체를 중화시키거나 억제하는 항체가 형질세포(B 림프구가 변형되어 면역 항체를 만드는 특수한 세포)에서 생성되도록 하고, 병원체를 공격하는 T세포의 활성화를 유도해야 한다.

이 두 조건의 유도를 위해 전통적인 백신은 병원체를 약화·변형·불활성화하거나 일부만 활용하여 감염과 유사한 효과를 내는 방식을 사용했다. 그러나 최근 생명공학 기술의 발전으로 백신 개발 전략도 훨씬 다양해졌다. 코끼리의 코만 보고 코끼리를 알 수 있는 것처럼 병원체의 일부 항원 조각만으로도 면역을 유발할 수 있다. 병원체의 조각, 곧 항원을 유전적으로 생산하여 사용하거나, 감염위험성을 제거하기 위해 유전물질을 제거한 바이러스를 이용하기도 한다. 이번에 개발된 코로나19 백신들처럼 '항원 설계도'에 해당하는 mRNA(전령RNA)나, 병원체와는 다른 바이러스 벡터를 백신으로 활용하기도 한다.

이처럼 오늘날에는 질병의 특징, 면역 양상, 개발의 편의성 등에 따라 다양한 백신이 사용된다. 이는 기초과학이 그만큼 많은 발전을 이룬 덕분이다. 특히 인류 역사에 전환점이 된 코로나19 백신을 계기로, 앞

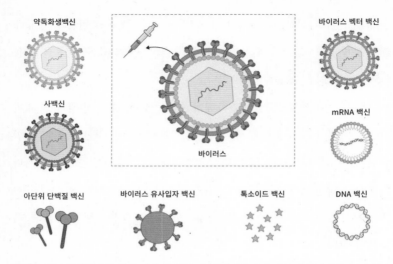

약독화생백신

바이러스 벡터 백신

사백신

mRNA 백신

바이러스

아단위 단백질 백신

바이러스 유사입자 백신

톡소이드 백신

DNA 백신

백신은 면역 선행학습을 위해 사용된 항원 및 물질의 종류에 따라 약독화생백신, 사백신, 아단위 단백질백신, 바이러스 유사입자 백신, 톡소이드 백신, DNA 및 mRNA 백신, 바이러스 벡터 백신 등으로 구분할 수 있다.

으로 기존 한계를 넘어서는 백신의 개발도 기대해볼 수 있을 것이다. 이 장에서는 다양한 백신의 종류와 현재 상용화되었거나 임상 개발 중인 코로나19 백신에 대하여 소개하고자 한다.

약독화생백신 Live Attenuated Vaccine

약독화생백신의 성분은 변형되거나 병원성을 약화시킨 살아 있는 병원체이다. 변형된 병원체는 인체에 투여되어도 질병을 일으키지 않거나, 제한된 감염과 가벼운 증상만을 유발한다. 바이러스보다는 박테리아의 백신을 만들 때 주로 사용된다. 자연 감염과 메커니즘이 매우 유사하기 때문에 강력하고 오래 지속되는 면역반응을 유도한다. 홍역, 유행성이하선염(볼거리), 풍진, 로타바이러스, 천연두, 수두, 황열 같은 질병들에 약독화생백신이 사용되고 있다. 코로나19를 대상으로 개발되고 있는 약독화생백신은 없다.

사백신 Inactivated Vaccine

사백신은 열, 방사선, 포름알데히드와 같은 화학물질로 증식이 불가능하도록 비활성화시킨(혹은 죽인) 병원체를 사용한다. 따라서 백신을 주입한다고 해도 질병을 일으키거나 활성화되지 못한다. 생백신과 달리 살아 있는 병원체를 사용하지 않아 안정성이 높지만, 상대적으로 면역반응이 적고 지속 기간이 짧다. 이 때문에 백신의 효과를 증진시키고 장기간 유지하기 위해 여러 번 접종하기도 한다. A형 간염, 독감, 소아마비, 광견병과 같은 질병들에 사백신이 사용된다.

중국 국유 제약회사인 시노팜우한과 시노팜베이징, 시노백이 개발하고 있는 코로나19 백신이 사백신에 해당하며 현재 중국, 동남아, 남미 등을 비롯한 개발도상국에서 제한적으로 접종되고 있다. 그러나 효능과 안정성에 대한 보고가 불충분하며 뚜렷한 과학적 증거가 공개되지 않아 아직은 효능을 판단하기는 이르다. 2020년 12월 보고된 시노팜 백신의 경우 예방률이 79%, 2021년 1월 보고된 시노백 백신의 브라질 임상 3상의 경우 예방률이 약 50%라고 하였지만 그 효능에 대한 논란이 지속되는 상황이다. 인도가 독자적으로 개발 및 접종하는 코백신 Covaxin의 경우 2021년 3월 예방효과가 80%라는 보도들도 있지만, 효능과 안정성에 대한 과학적 증거는 여전히 부족하며 인도 이외에서 제한적으로 사용되고 있다.

아단위 단백질 백신Protein Subunit Vaccine

생백신과 사백신이 병원체 전부를 이용한다면, 아단위 단백질 백신은 병원체의 껍데기나 세포막을 구성하는 특정 단백질 조각(펩타이드), 다당류 등을 주요 성분으로 삼는다. 이때 사용되는 단백질은 대체로 유전자재조합 기술을 이용해 대량생산하여 정제한다. 아단위 단백질 백신은 부작용이 적고 안전하지만, 병원체 전체를 사용하는 생백신과 사백신 대비 낮은 면역반응을 보이기 때문에 면역증강제adjuvant를 함께 투여하여 높은 면역반응을 유도한다. 인플루엔자, 백일해, 말라리아 백신 등에 사용된다.

국내 기업인 SK바이오사이언스가 개발하고, 현재 임상 1/2상을 끝내고 3상을 준비 중인 코로나19 백신이 아단위 단백질 백신에 해당한다. SK바이오사이언스는 사스코로나바이러스-2의 표면에 있는 스파이크단백질만을 항원으로 이용해 백신을 개발했다. 해외에서는 미국 노바백스의 코로나19 백신 'NVX-CoV2373'이 아단위 단백질 백신이다.

2021년 6월 임상 3상을 완료하며 예방률이 약 90%에 달했으며 특히 변이에 강한 효능을 나타냈다. 현재 허가 단계를 밟고 있으며 2021년 하반기에 허가가 날 것으로 보인다. NVX-CoV2373은 mRNA 백신에 사용되는 폴리에틸렌글라이콜PEG 대신 식물 유래 사포닌으로 둘러싸여 있어 알레르기 반응을 피할 수 있을 것으로 보인다.

바이러스 유사입자 백신Virus Like Particle: VLP

바이러스 유사입자는 유전정보 없이 바이러스의 외부 단백질 껍데기로만 이뤄진 입자를 말한다. 일부 바이러스 단백질들은 자발적으로 조립하여 원 바이러스와 유사한 구조의 바이러스 유사입자를 형성하는데, 바이러스 유전물질이 없기 때문에 감염과 증식이 불가능하다. 가장 잘 알려진 바이러스 유사입자 백신은 인체유두종 바이러스HPV를 대상으로 하는 자궁경부암백신(서바릭스, 가다실)이 있다.

톡소이드 백신Toxoid Vaccine

어떤 박테리아는 박테리아 그 자체가 아닌 박테리아가 생성된 독소가 질병을 일으킨다. 따라서 독소에 대한 면역이 형성되면 질병의 예방과 동일한 효과를 낸다. 사백신처럼 이들 독소toxin를 열과 화학물질을 이용해 불활성화시킨 것을 톡소이드toxoid 혹은 변성독소라고 부른다.

톡소이드는 독소와 달리 질병을 유발하지 않으면서 면역반응을 일으 킨다. 파상풍과 디프테리아 백신이 대표적인 톡소이드 백신이다.

DNA, mRNA 백신DNA and mRNA Vaccine

DNA 백신, mRNA 백신과 같은 핵산nucleic acid 백신은 병원체의 항 원에 해당하는 정보를 담고 있는 유전물질을 전달하는 방식으로 작동 한다. 백신 투여를 통해 유전물질 정보가 인체로 주입되면, 세포 안에 서 해당 병원체의 항원 단백질로 합성된다. 즉, 병원체의 단백질을 만 들기 위한 설계도 역할을 하는 것이다. 병원체를 이루는 단백질 구성에 서 좋은 항원이 될 수 있는 부분을 선택하고, 그 부분의 유전정보를 담 은 DNA나 mRNA를 매개체를 이용해 전달하는 식이다. 이런 방식은 기존 백신에 비해 •장기간 면역반응을 유도할 수 있으며 •DNA나 mRNA 합성이 쉽기 때문에 백신 생산 역시 빠르다는 장점이 있다.

DNA 백신은 원형 구조를 가진 플라스미드Plasmid를 이용한다. 플라 스미드에 생산하고자 하는 항원에 해당하는 염기서열 삽입 후, 박테리 아에서 대량 증폭해 정제한 후 인체에 투여한다. 플라스미드 DNA는 인체 조직을 이루는 세포의 핵 안으로 들어가 전사라는 과정을 거쳐 mRNA가 된다. 핵에서 세포질로 이동한 mRNA는 리보솜에서 염기서 열에 따라 아미노산으로 번역되어 항원 단백질을 생합성한다.

즉, 병원균의 항원을 직접 투여하지 않았지만, 유전물질을 이용해 세포 안에서 생합성함으로써 투여한 것과 같은 효과를 낸다. 25년 전부터 개발되어왔지만 현재까지는 동물들을 대상으로 한 DNA 백신만이 상용화됐다. 인간을 대상으로 한 백신들은 아직 임상시험 중이다. 투여된 개체에서 항원이 적게 생산되어, 면역반응 및 예방 효능이 낮다는 단점이 지적된다. 국내에서는 진원생명과학(임상 1/2a상), 제넥신, 이노비오-국제백신연구소가 이 방법으로 코로나19 백신을 개발하고 있다.

DNA 백신은 세포 안으로 들어가 mRNA로 전사되는 과정이 필요하다. 이 과정 자체를 생략한 것이 mRNA 백신의 개념이다. 지금까지는 mRNA의 구조적 안정성이 DNA에 비해 매우 취약해 빠르게 분해된다는 문제가 있었다. 하지만 RNA에 대한 생·물리·화학적 이해 증진과 유전공학의 발달이 이를 해결했다. 염기의 다양한 변형을 통해 mRNA의 안정성을 크게 높일 수 있게 됐다.

DNA 백신과 mRNA 백신이 단백질 항원이 되려면 세포 안으로 들어가야 한다. 현재 이들 백신을 각각 세포핵과 세포질로 효과적으로 전달하는 기술이 활발히 연구 중이다. 화이자와 모더나는 지질나노입자 lipid nanoparticle를 이용했다. 지질나노입자 구성은 다른 백신을 개발한 회사들과는 다른 회사들에서 특허를 보유하고 있으며 중요한 노하우가 있는 것으로 보인다. 하지만 지질나노입자 구성 성분인 폴리에틸렌글라이콜은 소수의 사람들에게 알레르기 반응의 부작용을 일으킬 수 있다.

mRNA 백신은 15년 전부터 연구가 진행되어왔다. 그러나 그동안 임상시험의 성공 사례가 없어 개념 입증이 되지 않았다. 화이자의

mRNA 기반 코로나19 백신 개발 성공으로 많은 것이 바뀌기 시작했다. 당장 mRNA 백신은 그동안 백신 개발이 어려웠던 다양한 전염병에 적용될 것이다. 모더나는 'JP모건 헬스케어 콘퍼런스'에서 거대세포바이러스CMV, 지카바이러스 등을 포함한 9가지 백신 파이프라인을 공개했다.

더 나아가 mRNA 백신은 암 백신으로 활용될 가능성이 있다. 암세포는 정상세포의 유전자 돌연변이를 통해 만들어진다. 백신이 병원체의 정보를 면역세포에게 학습시키듯이 암세포의 돌연변이 단백질을 항원(암 신생항원)으로 삼아 면역세포를 훈련시킬 수 있다면 이론적으로 암세포를 공격하게 할 수 있다. 면역세포가 정상세포와 암세포의 차이를 인식할 수 있다면, 암세포만을 특이적으로 제거하는 것도 가능하다.

바이러스 벡터 백신Virus Vector Vaccine

바이러스 벡터 백신은 병원체의 항원 유전정보를 병원체와는 다른 종류의 아데노바이러스adenovirus 혹은 렌티바이러스lentivirus의 껍질로 포장(벡터)하여 전달하는 방식이다. 즉, 백신의 겉(벡터)과 속(항원 유전자)이 원래 병원체와 다르다. 이때 사용되는 바이러스 벡터는 복제가 불가능하며, 병원성도 없다.

아스트라제네카가 개발한 코로나19 백신이 대표 사례이다. 이 백신은 침팬지의 아데노바이러스를 변형한 벡터에 사스코로나바이러스-2

의 스파이크단백질에 해당하는 유전자를 삽입하는 방식으로 개발됐다. 아스트라제네카를 비롯해 현재 러시아 가말레야, 중국 캔시노, 미국 존슨앤드존슨(얀센) 그리고 국내에서 셀리드-LG화학(임상 1상) 등 다양한 회사에서 바이러스 벡터 기반 코로나19 백신을 개발했거나 개발 중이다. 이는 60~90%의 예방효과가 있다는 보고들이 있다.

전례 없이 빠르고 성공적이었던 백신 개발, 향후 접종도 올바로 판단해야

지금까지 개발된 코로나19 백신 중 mRNA 백신이 최고의 예방 효과와 안정성을 가진 것으로 보인다. 그러나 앞으로 개발될 다른 종류의 코로나19 백신 효능에 대해서도 지속적인 관심이 필요하다. 부작용, 비용, 이동 및 보관 방법, 항체 지속기간, 변종에 대한 효율 등의 모든 변수를 종합적으로 고려해야 한다. 따라서 가장 좋은 백신이 무엇인지 판단하려면 족히 2~3년은 더 필요할지도 모른다.

백신 개발 상황이 이러함에도, 섣부른 의견이나 판단이 세상을 어지럽히고 있다. 예컨대 벌써부터 접종 간격, 횟수, 용량에 대해 각국의 사정에 따라 융통성을 갖자는 의견이 나온다. 이 경우 최상의 예방 효과를 가질 수 없음을 전문가들은 경고한다. 다른 백신 접종을 통해 간접효과를 보자는 의견도 있다. 이미 첨단의생명과학 기술로 개발한 타기티드targeted 백신과 임상 3상 시험을 성공적으로 통과한 코로나19 백신들이 연내 우리 모두에게 접종 가능하다. 이런 상황에서 다른 백신을 투여받을 이유가 없다. 일부 의료집단에서는 접종 거부를 한다는데 그 이유가 합리적이지 않다. 부작용 없는 백신은 없기 때문이다. mRNA 백신과 바이러스 벡터 백신의 경우, 대규모 접종과정에서 임상시험에서는 나타나지 않은 심근염, 혈전 등과 같은 부작용들이 관찰되었다. 그러나 이러한 부작용들은 매우 희귀한 사례이며 명확히 접종을 통한 이득이 부작용에 의한 피해를 압도적으로 상회한다. 백신이 단순히 질병으로부터 개인에 대한 보호를 넘어 집단면역이라는 공동체의 면역 형성에 필수적이라는 점에서 나를 포함한 우리를 위해서도 백신을 맞아야 한다.

백신 개발에는 일반적으로 약 5년 이상의 시간과 몇조 원에 가까운 비용이 소요된다. 중국에서 첫 코로나19 환자의 보고 이후, 2020년 1월 1일 사스코로나바이러스-2의 염기서열이 밝혀졌다. 모더나는 바이러스 염기서열 규명 이후 항원으로 작용할 가능성이 높은 부분의 염기서열을 골라냈다. 그리고 2일 만에 mRNA-1273 백신의 염기서열을 결정하고, 백신 개발에 도입했다. 임상시험에 진입한 건 염기서열이 밝혀진 지 63일 만의 일이다.

2020년 12월 11일 화이자의 백신이 미국 식품의약국FDA의 긴급 사용 승인을 받아 처음으로 사용이 허가됐다. 약 11개월 만에 인류는 코로나19와의 전쟁에서 승리할 무기를 손에 넣은 것이다. 과거 미국 국립 알레르기감염병연구소NIAID의 사스SARS 백신후보물질은 임상 1상 진입

에만 20개월이 걸렸다. 이를 감안하면 코로나19 백신 개발은 전례 없
는 빠른 속도로 이뤄졌다.

글로벌 제약회사들이
코로나19 백신 개발에 적극적으로 나선 이유

코로나19 팬데믹 이전까지 글로벌 제약회사들은 백신 개발에 적극
적으로 뛰어들지 않았다. 한마디로 수지맞는 장사가 아니었기 때문이
다. 기존 백신은 개발 위험과 비용이 높은 반면, 대부분 수요가 재정 부
담능력이 부족한 개발도상국에 치우쳐 있었다. 이는 개발된 백신에 높
은 가격을 책정하기 어렵게 만드는 윤리적 제약으로 작용했다. 또한 전
염병 예방이라는 특성상 개인당 1~2회 수요만 있을 뿐이었다. 요컨대
시장 구조상 투자 대비 수익이 창출되기 어려웠다.

그런데 코로나19 팬데믹의 상황은 전혀 달랐다. 우선 백신 개발에
총 15조 원(전 세계 국가 9조 4,472억 원, 비영리 단체 2조 1,801억 원, 글로벌
제약회사 3조 7,789억 원 등)이 넘는 거대 자본이 투입됐다. 현재 개발 중
인 비용까지 합하면 20~30조 원을 훨씬 상회할 것이다. '팬데믹' 개념
이 함의하듯 전 인류를 대상으로 한 백신 수요가 생겨났다. 또한 1~3상
임상시험을 동시 병행하며 개발시간을 줄이고, 각국의 백신 관리 및 승
인 기관들도 허가 단계와 과정을 전례 없이 축소했다. 특히 2020년 5
월 15일 미국 정부는 초고속작전Operation Wrap Speed을 통해 백신 개발·

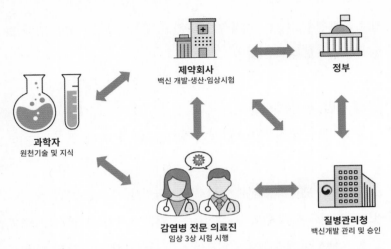

제약회사
백신 개발·생산·임상시험

정부

과학자
원천기술 및 지식

감염병 전문 의료진
임상 3상 시험 시행

질병관리청
백신개발 관리 및 승인

백신 개발과 관련된 모든 이해관계자가 처음부터 한자리에 모여 방향을 정하고, 추진해나가야 성공적인 백신 개발 성과를 낼 수 있을 것이다.

배포·접종에 대한 무제한의 재정적·행정적 지원을 시행했고, 그 결실을 보았다. 마지막으로 mRNA 백신과 같은 혁신적 개념의 백신까지 등장하며 기존 과학기술 수준을 한 단계 끌어올렸다.

하지만 해결해야 할 과제도 있다. 과학자와 전문의들은 차세대 백신 개발을 위해 •부작용 최소화, •플라시보 없는 임상 3상 시험(플라시보 시험 대상자에 대한 윤리적 문제), •현지 생산을 통한 신속한 제조·공급, •안전하고 편리한 보관·수송, •변종에 대한 백신 변형 생산·제조의 승인절차 간소화, •범용 백신 개발 등이 필요하다고 강조한다.

코로나19 백신 개발 경험에서
우리는 무엇을 배워야 하나

선진국들의 신속한 코로나19 백신 개발은 우리에게도 시사하는 바가 많다. 단기간에 감염병 백신을 개발하려면 ① 원천기술과 지식을 갖춘 대학과 연구소의 과학자, ② 백신 개발·생산·임상시험 경험이 있는 제약회사, ③ 백신개발 관리 및 승인 책임이 있는 질병관리청, ④ 임상 3상 시험을 시행·분석할 수 있는 감염병 전문의료진, ⑤ 정부 및 범부처 지원단 등이 첫 단계부터 함께 방향을 정하고 추진해나가야 한다. 즉, 산·학·연·관의 유기적 연계가 중요하며, 특히 대규모 임상에 대한 재정 지원은 필수다. 이 주체들 중 하나라도 제대로 기능하지 못했다면, 미국과 유럽의 백신도 이렇게 빠른 속도로 개발되지 못했을 것이다.

국내 제약 및 벤처회사, 연구소, 대학들도 코로나19 백신 개발에 박차를 가하고 있지만 현재까지 임상시험 단계에 머물러 있다. 그간 백신 생산 및 상용화 체계는 갖추었지만, 새로운 전염병에 대한 백신 개발과 임상시험 경험, 그리고 인프라가 부족하기 때문이다. 이번 기회에 앞서 언급한 주체들이 모여 백신 개발 과정을 함께 추진해나가야 한다. 그럼으로써 종합적 백신 개발 체계를 구축하고, 기술과 경험의 축적 기회로 삼아야 한다. 무엇보다 컨트롤타워의 확립과 역량 확보가 필수적이다. 백신 개발의 컨트롤타워가 백신 후보물질 발굴부터 전임상, 임상, 생산까지의 전 과정을 지원 및 조율할 수 있어야 한다.

새로운 전염병은 필연적으로 인류에게 다시 도전해 온다. 한 번 실수는 병가지상사라 하나, 전장에서 두 번의 실수는 용납되지 않는다. 코로나19 팬데믹을 반면교사 삼아 제대로 다음 전쟁을 대비해야 한다.

09
백신 개발 키워드, RNA는 어떤 물질인가

작성일
2021년 2월 8일
글
심시보 : 기초과학연구원 연구지원본부장
권예슬 : 기초과학연구원 커뮤니케이션팀 선임행정원

코로나19에 대한 정보를 접할 때마다 RNA가 등장한다. 또 바이러스와의 전쟁에서 이정표를 세웠다고 뉴스를 장식하고 있는 백신도 mRNA 백신이다. 그렇다면 도대체 RNA는 어떤 물질이며, 생명체에서 어떤 역할을 할까?

단백질 생산의 주역, 메신저RNA mRNA

RNA(리보핵산ribonucleic acid)는 DNA(디옥시리보핵산deoxyribonucleic acid)와 함께 대표적 유전물질이다. DNA와 RNA는 당, 인산, 염기로 이루어진 핵산이다. 디옥시리보오스라는 당을 지니면 디옥시리보핵산DNA, 리보오스라는 당을 지니면 리보핵산, 다시 말해 RNA다.

DNA는 유전정보를 담고 있는 생명의 설계도다. 스스로 복제하는 능력 덕에 모든 세포는 동일한 유전자를 갖는다. 또 DNA는 설계도 원

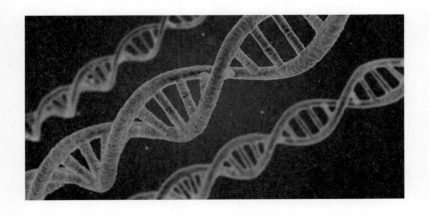

본 중 필요한 유전정보(유전정보는 염기서열 형태로 저장·복제·전달된다)를 RNA에 전달할 수 있다. DNA의 정보를 바탕으로 RNA가 합성되는 이 과정을 전사transcription라 한다.

RNA는 복제된 정보를 세포 내 리보솜으로 가져가 단백질을 생산한다. 리보솜은 단백질이 생산되는 곳이라는 의미로 '단백질 공장'이라 부른다. RNA의 정보는 필요한 아미노산을 소환하며, 아미노산 조합으로 단백질이 만들어진다. 이 과정을 번역translation이라 한다. DNA 정보를 RNA로 옮기고(전사), 단백질 생산(번역)으로 이어지는 과정을 생명과학자들은 센트럴 도그마Central Dogma라 부른다. 유전정보가 전달되는 분자생물학의 중심원리이다. 이렇게 **유전정보를 전달하는 매개체 역할을 하는 RNA를 전령RNA 또는 mRNA**(메신저RNA)라 한다. 일반적으로 RNA라고 하면 mRNA를 의미한다.

단백질을 만드는 과정이 왜 중요할까. 단백질은 우리의 유전정보를 실제 발현시키는 물질이다. 단백질은 우리 몸을 구성하는 물질이자 생리현상과 행동을 좌우하는 호르몬을 생성하며, 몸속 화학반응을 촉진하는 효소도 된다. 조절·면역·대사·운동 등 생명체의 모든 특성을 결정한다. 결국 센트럴 도그마에 따른 유전정보의 흐름이 우리 몸을 구성하고, 몸속 반응을 결정짓는 것이다.

센트럴 도그마를 따르지 않고 RNA에서 DNA로 거꾸로 유전정보가 진행되는 예외적인 경우도 있다. 후천성면역결핍증AIDS 바이러스인 HIV 같은 레트로바이러스는 숙주세포에 침입한 뒤, 자신의 유전자인

RNA를 주형으로 DNA를 만들어낸다. 센트럴 도그마와 달리 전사의 방향이 거꾸로 진행된다는 뜻에서 '역전사'라 한다.

우리 몸이 단백질을 만드는 과정을 활용하는 mRNA 백신

mRNA를 통해 단백질을 만들어내는 인간의 유전자는 3만~3만 5,000개 정도로 추정된다. mRNA는 리보솜이라는 세포 내 구조물에 붙어서 전달RNA^{tRNA}의 도움을 받아 단백질을 생산한다.

mRNA에는 정확히 어떤 단백질을 만들어야 하는지에 대한 암호화된 정보가 담겨 있다. 암호화 방식은 3개의 염기를 배열한 것이다. 염기 3개와 그 배열(코돈)은 하나의 아미노산(단백질을 구성하는 단위 물질)을 지칭한다. 이 암호에 따라 지정된 아미노산이 서로 연결되면 비로소 단백질이 만들어진다. 요컨대 코돈은 단백질을 만들기 위한 기호화된 정보인 셈이다. mRNA 백신은 우리 몸이 단백질을 만드는 과정을 활용한다. 단백질 생산 정보를 몸속에 주입해 바이러스 조각을 만들어내고, 면역반응을 유도하는 것이다.

mRNA 이외에도 RNA의 종류는 많으며, DNA와 비교하면 역할이 매우 다양하다. 요즘 유행하는 말로 '부캐'가 많은 셈이다. 전달RNA^{tRNA}(t는 Transfer의 약자), 리보솜RNA^{rRNA}(r은 ribosom의 약자), 마이크로RNA^{miRNA}(mi는 micro의 줄임말, miRNA를 mRNA와 혼동하지 말자)

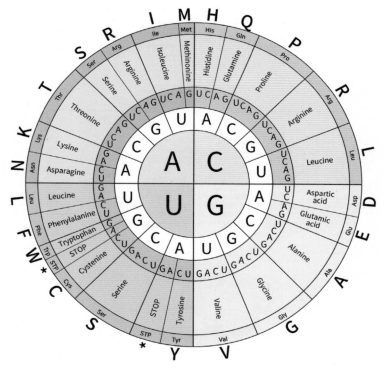

염기 3개가 모여서 하나의 아미노산을 지정하는데, 이 염기 세트를 코돈이라고 부른다. 예를 들어, 별표 표시(*)가 있는 부분은 종결 코돈Stop codon이다. UAG나 UAA, UGA의 염기 조합은 특정한 아미노산을 지정하지 않고 단백질 합성 과정이 끝났음을 알리는 신호로 기능한다.

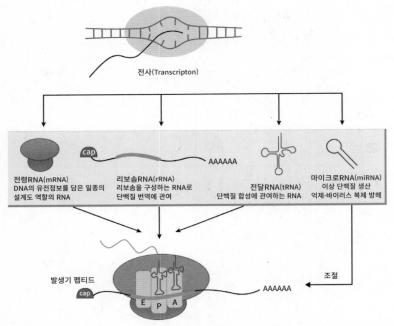

전사(Transcripton)

전령RNA(mRNA)
DNA의 유전정보를 담은 일종의
설계도 역할의 RNA

리보솜RNA(rRNA)
리보솜을 구성하는 RNA로
단백질 번역에 관여

전달RNA(tRNA)
단백질 합성에 관여하는 RNA

마이크로RNA(miRNA)
이상 단백질 생산
억제·바이러스 복제 방해

발생기 펩티드

조절

DNA의 정보를 바탕으로 RNA가 합성(전사)된다. 이후 RNA는 복제된 정보를 세포 내 단백질 공장인 리보솜으로 가져가 단백질을 만든다(번역). 이 과정에는 다양한 종류의 RNA가 참여한다.

등이 대표적이다. 단백질 생산용 정보를 담고 있지 않다는 공통점으로 논코딩Non-Coding RNA로 통칭한다.

단백질을 만들지 않는 RNA는 어떤 역할을 할까. 과거에는 별다른 기능이 없다고 여긴 적도 있지만 과학자들은 1990년대 예쁜꼬마선충의 성장을 조절하는 중요한 유전자가 작은 논코딩 RNA를 만들어낸다는 사실을 발견했다. RNA가 정보 전달 매개체에 그치지 않고, 생명현상을 조절한다는 새로운 발견이 큰 주목을 받았다. 이 RNA는 일반적인 RNA에 비해 매우 작다는 의미에서 마이크로RNAmiRNA라는 이름이 붙었다.

mRNA가 평균 1,000개 이상의 염기로 이뤄져 있는 데 비해 마이크로RNA의 염기는 22개 수준이다. 아주 작은 조각이지만 생체 내에서 질서를 유지하는 중요한 역할을 수행한다. 문제 있는 단백질이 생산되는 것을 억제하거나, 우리 몸에 침입한 바이러스 RNA에 달라붙어 복제를 방해하기도 한다. 마치 우리 사회의 경찰처럼 범법자들이 활개 치지 않도록 차단한다. 특정 종류의 마이크로RNA가 없을 때 암세포가 더 늘어나기도 한다. 기초과학연구원IBS 김빛내리 RNA 연구단장이 마이크로RNA 분야의 세계적인 리더다.

리보솜RNArRNA는 몇몇 단백질과 함께 세포 내에 리보솜을 구성한다. 리보솜RNA는 리보솜 안에 자리 잡고, 단백질 합성 과정의 핵심인 아미노산 연결 반응이 원활히 일어나도록 돕는다. 일반적으로 생체 내에서 화학반응의 촉매 작용은 효소라고 부르는 단백질이 담당한다. 그러나 리보솜RNA는 스스로 효소로서 기능을 갖췄다는 특징이 있다. RNA가 효소 역할을 할 수 있다는 점도 큰 과학적 발견이다.

전달RNAtRNA는 73~93개의 염기로 구성된 작은 RNA로 운반RNA라고도 부른다. mRNA의 정보(코돈)에 따라 지정하는 아미노산을 리보솜으로 운반해 오기 때문이다. 즉, mRNA가 DNA에서 필요한 설계 정보를 복사해 오고, tRNA가 이 정보에 따라 부품(아미노산)들을 선별해 공장(리보솜)의 생산라인에 공급하면, 단백질이라는 완성품이 제작된다.

RNA의 다양한 능력은 '생명현상의 조절자'라고 요약할 수 있다. 현재 DNA와 단백질이 담당하는 기능이 RNA에 여전히 남아 있다. 따라서 생명의 기원이 되는 지구 역사상 첫 유전물질이 DNA보다 RNA일 가능성이 높다고 추정하는 과학자들도 많다. 생명현상 유지에 필요한 유전과 효소 기능의 대부분을 DNA와 단백질에 넘기고 RNA는 조절 작용에 집중하고 있는 셈이다.

코로나19 백신 '초고속 개발'을 가능케 한 60년의 기초연구

모더나, 화이자가 개발한 mRNA 기반 코로나19 백신에는 '초고속 개발'이란 수식어가 붙는다. 개발에 착수한 지 단 11개월 만에 사용 승인까지 받았기 때문이다. 역사상 전례 없는 빠른 속도다. 하지만 초고속 백신 개발은 긴 시간 축적된 기초연구가 있었기에 가능했다.

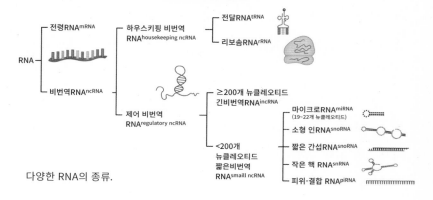

RNA 가계도

RNA
- 전령RNA^{mRNA}
- 비번역RNA^{ncRNA}
  - 하우스키핑 비번역 RNA$^{housekeeping\ ncRNA}$
    - 전달RNA^{tRNA}
    - 리보솜RNA^{rRNA}
  - 제어 비번역 RNA$^{regulatory\ ncRNA}$
    - ≥200개 뉴클레오티드 긴비번역RNA^{incRNA}
      - 마이크로RNA^{miRNA} (19~22개 뉴클레오티드)
      - 소형 인RNA^{snoRNA}
      - 짧은 간섭RNA^{snoRNA}
      - 작은 핵 RNA^{snRNA}
      - 피위-결합 RNA^{piRNA}
    - <200개 뉴클레오티드 짧은비번역 RNA$^{smaill\ ncRNA}$

다양한 RNA의 종류.

mRNA는 1961년 학계에 처음 등장했다. DNA의 단백질 생성 메커니즘을 연구하던 과학자들이 '단백질 핵심 설계도' 역할을 하는 mRNA의 존재를 처음으로 규명했다. 이후 mRNA의 의학적 응용을 위한 탐구가 시작됐다. 1976년, 헝가리의 한 박사과정 학생이 mRNA를 바이러스 퇴치에 활용하자는 아이디어를 냈다. 이 인물이 바로 커털린 커리코로, 화이자-바이오엔테크 코로나19 백신 개발의 주역이다.

당시 과학자들은 세포에서 mRNA를 분리해내는 방법을 알고 있었으나, 인공적으로 mRNA를 합성하는 방법은 알지 못했다. 1980년대에 DNA 특정 부분을 복제·증폭할 수 있는 유전자증폭기술^{PCR}이 개발되면서, 증폭된 DNA 서열로부터 mRNA를 합성할 수 있게 됐다.

실제 적용을 위해 해결해야 할 문제는 여전히 많았다. 합성한 mRNA를 동물에 근육 주사했을 때 mRNA가 세포 안까지 전달되지 않았다. mRNA 분자 1만 개당 1개 정도(0.01%)만 전달되는 수준이었다. 또, 주입 시 심각한 면역반응이 유발되며 동물들이 사망하는 부작용도 발생했다. 백신과 치료제로 개발한다는 야심 찬 계획은 그저 꿈으로만 남는 것 같았다.

2000년대, 침체기에 빠진 mRNA 분야를 구할 새로운 기술이 등장했다. 바로 지질나노입자lipid nanoparticle다. 지질나노입자는 RNA를 감싸서 표적에 갈 때까지 파괴되지 않도록 보호하고, 도착 후 세포 안으로 들어가도록 돕는다. 2005년 커리코 박사는 면역학 분야 석학인 드루 와이즈먼 박사와 함께 면역 반응을 일으키지 않는 변형 mRNA를 개발했다. 이로써 mRNA 백신 개발을 위한 기반 기술이 완성된 셈이다.

당시 미국 스탠퍼드대 연구원이었던 데릭 로시Derrick Rossi는 변형 mRNA 개발에 대한 논문을 읽고 mRNA에 관심을 갖게 된다. 데릭 로시가 바로 코로나19 백신을 만든 바이오기업 '모더나'의 공동 설립자다. 비슷한 시기 커리코 박사와 와이즈먼 박사는 자신들의 연구를 상업화하고, 독일 바이오기업 '바이오엔테크'에 기술 사용 권한을 주었다. 커리코 박사는 현재 바이오앤테크의 코로나19 백신 개발 프로그램을 이끌고 있다.

RNA와 새로운 유전자 치료제의 가능성

RNA에 대한 연구는 근래에 큰 진전을 이루고 있다. 과학자들은

시기	연구 내용
1953년	제임스 왓슨·프랜시스 크릭, DNA 이중나선 구조 규명
1961년	DNA의 유전 정보를 리보솜까지 갖고 오는 분자인 mRNA 발견
1976년	커털린 커리코, mRNA를 바이러스 퇴치에 활용하자는 아이디어 제시
1984년	DNA의 양을 늘리는 기법인 유전자 증폭 기술(PCR) 개발
1989년	PCR을 이용해 mRNA를 인공적으로 합성하는 방법 발견
1990년	합성 mRNA를 주입해 단백질을 합성하는 동물실험 성공
1992년	mRNA를 주입해 생쥐의 질환을 개선하며 치료제로서의 활용 가능성 확인
1990년대 중반	mRNA의 세포 진입 효율이 낮고, 주입 시 심각한 면역반응을 유발하는 등 부작용이 드러나 침체기 도래
2000년대	mRNA를 세포 안으로 들어갈 수 있게 하는 약물전달시스템 '지질 나노입자' 개발
2005년	커털린 커리코·드루 와이즈먼, 면역 반응을 일으키지 않는 변형 mRNA를 개발하고 동물 실험을 통해 효능 확인
2010년	변형 mRNA를 이용해 백신과 치료제를 개발하기 위한 바이오기업 '모더나' 설립
2011년	커털린 커리코·드루 와이즈먼 바이오기업 '바이오엔테크'에 기술 사용 권한 부여
2012년	mRNA 기반 독감 백신이 효과가 있다는 동물실험 결과
2017년	모더나: 지카 바이러스 mRNA 백신 개발 연구 바이오엔테크: 화이자와 협력 관계 체결, 인플루엔자용 mRNA 백신 개발 연구
2020년	mRNA 기반 코로나19 백신 개발

DNA 구조 규명부터 mRNA 백신 개발까지의 과정. 인류 첫 mRNA 백신은 긴 시간에 걸친 기초과학 연구를 토대로 탄생할 수 있었다.

RNA의 새로운 성질과 기능을 찾아내면서, 기존 패러다임을 바꿀 강력한 치료제 후보가 될 것이라 기대한다. RNA는 인공적인 합성과 설계가 비교적 용이하다. 불안정하다는 약점을 해결하면 약물이나 백신으로 개발하기 쉽다. 따라서 앞으로 더욱 다양한 약물과 백신 개발에 대한 후속연구들이 이어질 것으로 기대된다. 인류 최대의 난제인 암도

RNA에서 치료의 희망을 찾을 수 있다(10장 참고).

또한 진단 기술도 한 단계 끌어올릴 수 있다. 진단은 대부분 환자의 증상이나 조직 변화를 기반으로 이뤄진다. 병이 한참 진행된 이후 발견되는 경우가 많다. 만약 세포 수준에서 진단할 수 있다면 빠르게 병의 발생을 확인할 수 있다. 세포는 저마다 특이한 RNA를 생성하는데, 어떤 RNA가 얼마나 발생하는지 알 수 있다면 세포 상태를 확인할 수 있다. 미래에는 RNA 진단으로 암의 징후도 미리 포착할 수 있을 것이다.

RNA 연구는 생명의 복잡한 현상과 미세한 조절작용에 대한 이해를 가능케 할 것이며, 인류는 이 지식을 무기로 질병 치료의 대전환을 이룰 것이다. 전례 없는 속도로 mRNA 백신이 개발된 것처럼, 유전자 치료의 패러다임 전환은 생각보다 빠르게 현실로 다가올지 모른다.

10

mRNA 백신 개발 원리와 전망

작성일

2021년 1월 26일

글

김빛내리 : 기초과학연구원 RNA 연구단 단장

'mRNA(전령RNA) 백신'이라 부르는 생소한 물질이 인류 역사상 가장 치열했던 백신 경쟁의 결승점을 먼저 통과했다. 2020년 11월에 독일의 바이오엔테크와 미국의 화이자가 공동 개발한 BNT162b2가, 12월에 미국의 모더나와 국립알레르기·전염병연구소^{NIAID}가 공동개발한 mRNA-1273이 각각 FDA의 승인을 받았다. 이로써 mRNA 백신들이 전통적인 백신들을 따돌리고 개발 속도 면에서 가장 앞서 나갔다. mRNA 기술은 새로운 변이 바이러스가 나타나더라도 신속하게 새로운 백신을 만들어 대응할 수 있는 장점이 있다.

mRNA가 백신으로 사용된 것은 코로나19가 첫 사례이다. 그럼에도 어떻게 이토록 놀라운 성공을 거뒀을까? 이 장에서는 mRNA 백신의 정의, 면역 유도 원리, 생산법, 장·단점, 향후 전망 등을 면밀히 살펴보고자 한다.

mRNA 백신이 면역을 유도하는 과정

mRNA란 전령 리보핵산$^{messenger RNA}$의 준말이다. 단백질을 합성할 수 있는 유전정보를 담아서 이를 전달하는 전령 역할을 한다. mRNA는 수백~수천 개의 뉴클레오티드 단위체가 구슬처럼 연결된 긴 사슬 구조를 하고 있다. 단위체에는 4종류가 있는데(A, G, C, U), 이 4종의 단위체가 어떻게 나열되느냐에 따라 서로 다른 유전정보를 담게 된다.

mRNA 백신은 mRNA 분자와 이를 둘러싼 지질층으로 구성된다

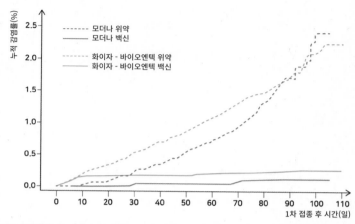

바이오엔텍과 모더나가 개발한 mRNA 기반 코로나19 백신의 유효율. 위약 그룹에서 감염자가 증가하는 것과 대조적으로, 두 백신 모두 1차 접종 2주일 이내에 뚜렷한 예방 효과를 보이기 시작한다(Topol, 2021).

	바이오엔텍 - 화이자	모더나 - NIAID
유효율	95%	94%
1회 투여량	30마이크로그램	100마이크로그램
투여 방법	3주 간격 2회 근육 주사	4주 간격 2회 근육 주사
접종 연령	16세 이상	18세 이상
부작용	통증, 피로, 두통	통증, 오한, 두통

현재 사용되는 mRNA COVID-19 백신 비교.

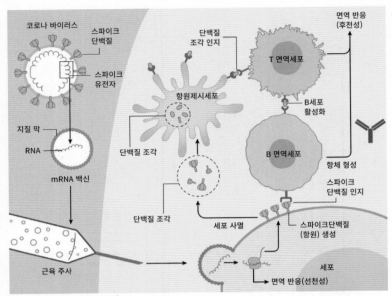

코로나 바이러스　　스파이크
　　　　　　　　　　단백질

스파이크
유전자

지질 막
RNA

mRNA 백신

단백질
조각 인지

항원제시세포

단백질 조각

단백질 조각

근육 주사

면역 반응
(후천성)

T 면역세포

B세포
활성화

B 면역세포

항체 형성

스파이크
단백질 인지

세포 사멸

스파이크단백질
(항원) 생성

세포

면역 반응(선천성)

mRNA 백신의 작동원리. 사스코로나바이러스-2 스파이크단백질의 유전정보를 담은 mRNA는 사람의 세포로 들어가 스파이크단백질을 만든다. 이를 바이러스 침입으로 착각한 인체는 스파이크단백질에 대한 항체를 만들어낸다. mRNA 백신이 후천성 면역 반응을 유도하는 것이다(Topol, 2021).

(앞 그림 참조). mRNA가 정보를 담고 있는 물질이고, 지질층은 전령 mRNA을 보호하고 세포 안으로 넣어주는 이동장치인 셈이다. 사스코로나바이러스-2 mRNA 백신의 경우, 바이러스의 표면에 있는 스파이크단백질을 만드는 유전정보를 담고 있다. 즉, 이 mRNA가 사람의 세포로 들어가면 스파이크단백질이 생산된다. 백신에 의해 생성된 스파이크단백질은 항체 형성을 유도하는 '항원'으로 기능한다.

인체의 면역세포들은 인위적으로 만들어진 단백질로 인해 마치 바이러스에 감염된 상황으로 착각을 하고 스파이크단백질에 대한 항체를 만들어낸다. 항체를 만드는 B 면역세포뿐만 아니라 이를 도와주는 T 면역세포도 활성화된다. 이와 같은 반응을 '후천성 면역'이라 부른다. 즉, '간접체험'을 통해 '선행학습'을 함으로써 인체는 바이러스에 대한 면역력을 얻는다. 그 후에는 실제 바이러스가 몸에 들어온다고 해도 항체가 바이러스를 감싸서 감염을 막을 수 있다. 설령 세포가 감염되더라도 세포 안에서 바이러스가 생산하는 스파이크단백질 때문에 면역세포가 이 세포를 알아보고 공격해서 죽이므로 바이러스의 증식을 막을 수 있다.

성공적인 mRNA 백신의 조건

백신에 사용되는 mRNA는 자연적인 mRNA를 모방하여 만든 인공 RNA이다. mRNA 백신이 성공적으로 작동하려면 두 가지가 중요하다. 첫째는 자연적인 mRNA처럼 단백질을 잘 만들어내어야 한다. 둘째로 선천성 면역반응이 과다하게 일어나지는 않도록 해야 한다. 세포가 백신의 mRNA 자체를 침입자로 인식해 과다한 면역 반응이 일어나면 항원으로 작동할 단백질 생산에 차질이 생긴다. 면역 '선행학습'이 불가능하다는 의미이다.

mRNA의 구조를 살펴보자(다음 그림 참조). 단백질 정보를 담는 코딩서열coding sequence이 mRNA의 핵심이다. mRNA 백신의 경우 면역

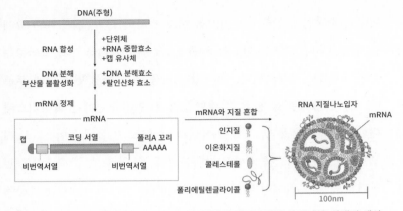

mRNA 백신의 구조와 제조 방법. mRNA는 단백질의 정보를 담은 코딩서열, 단백질 생산을 돕는 비번역서열, mRNA가 파괴되지 않도록 막는 캡 그리고 mRNA를 안정적으로 유지하는 폴리A 꼬리로 구성된다. RNA를 세포 내로 전달하기 위해 지질과 폴리에틸렌글라이콜 등을 섞어서 나노입자를 만든다(Verbeke et al., 2019; Linares-Fernández et al., 2019).

반응을 유발할 항원(코로나19 백신의 경우 스파이크단백질)을 만드는 정보를 코딩서열에 담는다. 코딩서열 앞과 뒤에 놓이는 비번역서열 untranlated region; UTR은 단백질 생산을 돕는다.

한편, RNA가 시작하는 쪽 끝을 5′ 말단이라고 부르는데, 여기에는 '캡cap'이라는 중요한 구조가 있다. 캡은 단백질 생산을 돕고, mRNA가 파괴되지 않도록 막아주며, mRNA가 지나친 선천성 면역반응을 일으키지 않도록 한다. 반대쪽 끝은 3′ 말단이라 한다. 여기에는 '폴리A 꼬리poly(A) tail'라 부르는 중요한 구조가 있다. 단백질 생산을 돕고 mRNA를 안정적으로 유지하는 역할을 한다.

위에 설명한 구조는 자연적인 mRNA에 원래 존재하는 것들이다.

mRNA 백신의 경우 RNA의 자연적인 염기 성분을 수도유리딘 pseudouridine, 메틸수도유리딘N1-methyl-pseudouridine, 메틸사이토신5mC과 같은 인공적인 유도체로 교체함으로써 과다한 면역 반응을 피하고 단백질 생산이 잘 일어나도록 설계한다. 또한 인공적인 캡 유사체를 사용하여 안정성을 높이기도 한다.

mRNA 백신의 제조 방법

mRNA 백신은 여러 단계의 효소 반응을 거쳐 만들어진다(앞 그림참조). 우선 RNA를 제조하려면 거푸집(주형) 역할을 하는 DNA를 만들어야 한다. DNA에 RNA중합효소, RNA의 단위체와 캡 유사체 등을 첨가하여 반응시키면 mRNA를 만들 수 있다. 이 과정에서 mRNA의 안정성을 높이기 위해 폴리A 꼬리가 생기고, 유리딘 유도체가 삽입된다. 경우에 따라 RNA 합성 이후에 캡을 붙이고 적절한 변형을 가하기도 한다. 이후 DNA와 부산물을 분해하고, 불순물을 제거하는 정제 과정을 거친다. 합성과정에서 이중나선RNA가 불순물로서 생기는데, 이를 방치하면 과도한 선천성 면역 반응이 일어나서 문제가 될 수 있다.

mRNA는 세포 안으로 들어가야 단백질을 만들 수 있다. 그런데 RNA는 전하를 띤 데다 분자량이 커서 그 상태로는 세포막을 통과해 세포 안으로 들어갈 수 없다. 우리 몸의 RNA 분해효소에 의해 분해되지 않도록 보호 장치도 필요하다. 이 때문에 RNA를 보호하고 세포로 전달하는 기술을 개발하기 위한 노력이 오랜 시간에 걸쳐 이루어져왔다. 현재는 지질나노입자liquid nanoparticle 기술이 가장 널리 쓰인다.

지질나노입자는 여러 종류의 물질을 혼합하여 만든다. 인지질과 이온화가 가능한 지질(이온화지질ionizable lipid)은 입자의 주된 구성 성분으로서, 세포막과 융합해서 RNA를 전달한다. 콜레스테롤은 입자의 모양을 유지하고 세포질로 RNA가 이동하는 과정을 돕는다. 지질의 일부에 연결된 폴리에틸렌글라이콜polyethylene glycol: PEG은 입자의 친수성을 높이고, 지질나노입자가 체내에 오래 머무를 수 있게 도와준다. 이렇게 만들어진 지질나노입자는 보통 지름 100nm(나노미터·1nm는 10억분의 1m) 정도로, 바이러스 입자와 비슷한 크기이다.

mRNA 백신의 장점과 한계

코로나19 백신의 사례에서 보았듯, **mRNA 백신의 장점은 무엇보다 신속성과 유연성이다.** 병원체의 유전자 정보만 알면 빠르게 설계하고 생산할 수 있다. 2020년 1월 10일 사스코로나바이러스-2의 유전자 정보가 공개된 후 모더나에서 1상 임상시험에 필요한 백신을 만드는 데 고작 25일밖에 걸리지 않았다(다른 문제 때문에 실제 임상시험은 3월 16일에 시작됐다).

게다가 이 기간은 백신 개발 플랫폼이 정비되면 더 단축할 수 있다. 어떤 신종 병원체가 등장해도 유전자 정보만 알면 1개월 이내에 백신을 만들어 임상시험에 들어갈 수 있다. 초기 개발을 위한 시간과 비용이 적게 들기 때문에 비교적 환자가 적은 감염병에도 대비할 수 있다. 또, 기존 약물(단백질이나 저분자화합물)에 비해 소규모 설비로도 생산이 가능하다. 생산 파이프라인 설계에 따라 소량부터 대량까지 생산량을 유연히 조절할 수도 있다. 여러 종류의 mRNA를 생산해 혼합해서 도입하는 접근법도 가능하다.

안전성safety도 큰 강점이다. mRNA는 원래 우리 몸에 있는 물질이므로 그 자체로는 독성이 없다. 제조 과정에서 세포를 이용하는 대신 정제된 효소를 사용하기 때문에 위험한 불순물이 들어갈 우려도 거의 없다. 기존에 사용된 어떤 백신 종류보다 안전하다고 평가되는 이유이다. 다만 mRNA를 전달하는 지질나노입자의 성분인 폴리에틸렌글리콜이 부작용을 일으킬 가능성이 제기되고는 있다. 하지만 코로나19 백신을 통해 평가와 검증이 광범위하게 이뤄지고 있기 때문에, 안전에 대한 우려는 곧 결론이 나올 것으로 보인다.

단점으로는 열안정성thermal stability이 꼽혔지만, 최근에는 냉장 보관과 유통도 가능한 것으로 밝혀지고 있다.

mRNA 설계에서 아직 개선의 여지는 있다. RNA의 구성 요소 각각에 대한 연구를 통해 RNA가 더 오래 세포에 머무르며 더 많은 단백질을 생산하도록 만들 방법을 찾아내야 한다. 과잉면역을 피하면서 적절한 면역반응을 유도할 수 있는 최선의 솔루션을 찾는 것도 필요하다. RNA 사용량을 줄일 수 있다면 가격을 낮추며 더 많은 사람에게 더 빨

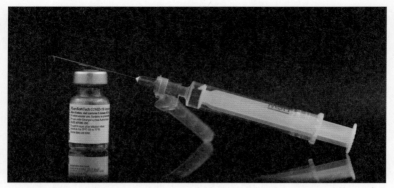

반세기 이상의 연구 끝에 mRNA는 인류를 감염병 위기에서 구할 강력한 도구로 자리매김했다(Arne Müseler(arne-mueseler.com).

리, 더 안전하게 백신을 공급할 수 있을 것이다.

mRNA의 의학적 가능성과 파급력

mRNA는 1961년 발견 이후 반세기가 넘는 연구 끝에 인류를 감염병 위기에서 구할 강력한 도구가 되었다. 이번 코로나19 사태에서 mRNA의 안전성과 효과가 입증된 만큼, 앞으로 mRNA 백신이 감염병 예방에 널리 사용될 것이 분명하다. 사스코로나바이러스-2는 변이를 만들어가며 계속 인류를 괴롭힐 것이기 때문에, 변이 바이러스에 대한 대처에 mRNA 백신이 큰 도움을 줄 수 있다. 물론 모든 병원체에 mRNA 백신이 효과가 있으리라는 보장은 없다. 그러나 신종 병원체에 대한 대응력을 높인다는 점은 분명하다. 그간 대책 없이 방치되었던 저

개발국의 국지적 감염 사태에 해결책을 제시할 수도 있다. 이미 지카바이러스, 인플루엔자, 말라리아 등에 대한 mRNA 백신 임상시험이 진행되고 있다.

감염병 예방 백신 이외에 암 백신으로의 활용 가능성도 높다. 암세포는 정상 세포와는 달리 비정상적인 단백질을 만들어낸다. mRNA 암 백신을 이용해 암에서만 만들어지는 비정상 단백질을 체내에서 만들어주면, 면역세포가 암 단백질을 인지해 암세포만 선택적으로 파괴하게 만들 수 있다. 암세포 단백질은 환자마다 다를 수 있어서 개인 맞춤형 암 백신을 개발하는 것이 바람직하다. mRNA는 설계가 비교적 쉬워 개인 맞춤형 암 백신 생산이 가능하다. 실제로 코로나19 사태 이전 mRNA 백신의 주요 타깃은 암이었고, 현재 다수의 임상시험이 진행 중이다.

나아가 mRNA는 백신을 넘어서 '유전자 전달체'로서 의학과 생명공학에 광범위하고 심대한 영향을 미칠 것이다. mRNA는 이론적으로는 어떤 유전자도 우리 몸으로 전달할 수 있다. mRNA를 이용해서 우리 몸에 부족한 유전자를 도입하는 '유전자 치료'가 가능한 것이다. mRNA는 설계와 생산이 쉽고 빠르다. 플랫폼만 잘 갖추어놓으면 각종 질환에 수개월 이내에 대처할 수 있다. 즉, 질환의 유전적 원인만 파악되면 이에 대응할 백신 및 치료제 개발은 비교적 쉽고 초기 개발 비용이 저렴하다. 따라서 시장규모가 작아 개발이 어려웠던 희귀질환의 치료제 개발에도 희망을 걸어볼 수 있다. 기존 약물 개발에 10년 이상의 시간과 수천억 원의 비용이 드는 것과 비교하면 혁명적 변화이다.

mRNA가 가진 가능성을 현실로 만들려면

물론 이러한 장밋빛 꿈이 저절로 이루어지지는 않는다. mRNA가 가진 가능성을 현실로 만들기 위해서는 더 많은 연구가 필요하며, 해야 할 일도 많다.

우선, RNA 자체에 대한 연구가 더 필요하다. RNA가 우리 몸에서 오래 머무르며 단백질을 잘 만드는 동시에 과다한 면역반응을 일으키지 않도록 해야 한다. 그러려면 RNA에 대해 심층적으로 이해할 필요가 있다. 둘째, RNA 전달 기술이 더 개선되어야 한다. 우리 몸 어디로든 mRNA를 충분히 전달하려면 특정 기관과 세포로 RNA를 보내는 효율적인 기술이 필요하다. 열안정성이 높고 더 안전한 전달체 개발도 관건이다. 셋째, 질환의 유전적 원인을 정확히 알아야 한다. 그래야만 어떤 유전자를 전달해야 하는지 알 수 있다. 따라서 질환의 원인에 대한 분자유전학적 연구가 선행되어야 한다. 마지막으로 이러한 다학제적인 연구들을 유기적으로 연결할 수 있는 인적 네트워크와 물적 인프라가 필요하다. 전문 인력을 키우고, 기초연구실·병원·제약업계·정부가 긴밀히 협력하도록 돕는 시스템이 있어야 한다.

물론 쉬운 일은 아니다. 그러나 코로나19 백신이 성공적으로 개발됐듯, 이 꿈이 이루어지는 데도 그리 긴 시간이 걸릴 것 같지 않다. 가까운 미래에 우리는, 유전정보를 이용해 치료제를 생산하는 RNA 기술을 만나게 될 것이다. 어쩌면 이는 21세기 과학이 인류에게 주는 가장 큰 선물이 될 수도 있다.

참고문헌

- Jackson et al.. 2020. "An mRNA vaccine against SARS-CoV-2—Preliminary report," *NEJM*, 383: 1920.
- Jackson et al.. 2020. "The promise of mRNA vaccines: a biotech and industrial perspective." *NPJ Vaccines*, 11: 1,
- Linares-Fernández et al.. 2019. "Tailoring mRNA vaccine to balance innate/adaptive immune response." *Trends in Molecular Medicine*, 26: 311,
- Polack et al.. 2020. "Safety and efficacy of the BNT162b2 mRNA Covid-19 vaccine." *NEJM*, 383: 2603,
- Topol. 2021. "Messenger RNA vaccines against SARS-CoV-2."*Cell*.
- Verbeke et al.. 2019. "Three decades of messenger RNA vaccine development." *Nano Today*, 28: 1,

11

모더나의 백신 개발: 팀사이언스의 힘

작성일
2021년 06월 21일
글
천진우 : 기초과학연구원 나노의학 연구단 단장

서구권을 시작으로 전 세계에서 코로나19 백신 접종이 이뤄지고 있다. 그중 모더나와 화이자-바이오엔테크의 백신이 단연 돋보인다. 2020년 말 긴급사용 승인을 받은 두 백신은 mRNA(전령RNA) 등 전통적 생명과학 기술과 현대 나노의학의 융합을 통해 탄생했다는 공통점이 있다. 이 글에서는 모더나라는 대학 내 벤처기업의 백신 개발·공급 사례를 통해 팬데믹 해결에 기여한 나노의학의 역할을 조명해보고자 한다.

mRNA 백신 개발을 견인한 두 가지 혁신

mRNA 백신의 가장 큰 장점은 유연성, 신속성, 안전성이다. 기존 백신은 비활성화된 병원체의 전부 혹은 일부를 주입하지만, **mRNA 백신은 병원체의 유전정보만을 전달한다**(07장 참고). 인공적으로 항원을 합성할 수 있는 설계도를 넣어주는 원리이다. 면역세포가 설계도

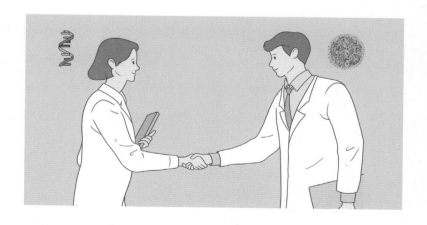

(mRNA)를 통해 만들어진 항원을 인지하면, 항체를 생성해 면역력을 얻는다(Pardi et al., 2018).

따라서 타깃 바이러스의 유전체 서열만 안다면 어떠한 변이 또는 신종 병원체가 등장해도 빠르게 백신을 설계·생산할 수 있다. 기존 백신에 비해 초기 개발 시간과 비용이 적게 들고, 소규모 설비만으로도 대량 생산이 가능하다. **또한, mRNA는 감염성과 독성이 없어서 기존 백신보다 안전**하다. 그런데도 2020년까지 mRNA 백신은 '훌륭한 아이디어'였을 뿐, 단 하나의 제품도 임상허가를 받지 못했다.

mRNA 백신의 상용화를 위해서는 2가지의 걸림돌을 넘어서야 했다. 바로 mRNA의 이상 면역반응으로 인한 부작용과 낮은 전달효율 문제다(09장 참고). 모더나와 화이자는 2가지 혁신을 기반으로 이 문제들을 성공적으로 극복했다.

첫 번째 혁신은 펜실베이니아대 교수 커털린 커리코와 드루 와이즈먼이 2005년 발표한 인공 RNA 기술이다. 이들은 mRNA 분자의 구성요소인 염기를 변형하면 이상면역 반응을 일으키지 않는 mRNA를 합성할 수 있음을 밝혀냈다(Kariko et al., 2005). 이어 2014년에는 mRNA 염기 서열 엔지니어링을 통해 단백질 합성 과정의 번역 효율을 크게 증가시키는 등 병원체 단백질 생산의 최적화 기술도 개발했다(Sahin et al., 2014).

두 번째 혁신은 나노의학에서 나왔다(Mitchell et al., 2020). 체내 효소에 의해 mRNA가 쉽게 변형되거나 분해된다는 문제를 해결한 것이

지질나노입자^{LNP}의 모식도. LNP는 크기가 약 100nm이며 인지질, 콜레스테롤, 폴리에틸렌글라이콜 등의 물질로 구성된다. mRNA는 LNP 안에 담겨 체내로 주입되는데, 양전하를 띤 인지질과의 상호작용 덕분에 안정적으로 타깃 세포까지 전달될 수 있다.

다. 미국 매사추세츠 공대^{MIT}의 로버트 랭어^{Robert Langer} 교수와 대니얼 앤더슨^{Daniel Anderson} 교수 연구팀은 20년 이상 나노과학을 의학에 접목하는 연구를 진행하고 있었다. 이들은 머리카락 단면의 1,000분의 1인 100nm 크기 나노입자가 mRNA를 타깃 세포까지 안정적으로 전달할 수 있음을 발견했다. 연구진이 개발한 지질나노입자^{lipid nanoparticle:} ^{LNP}의 핵심 구성요소는 인지질(이온화 인지질^{ionizable lipid}), 콜레스테롤 그리고 폴리에틸렌글라이콜^{PEG}이다.

인지질의 양(+)전하는 음(-)전하를 가진 mRNA와의 상호작용을 통해 mRNA를 감싸 보호하는 한편, 타깃 세포 도달 후 산성도(pH) 변화에 따라 mRNA의 배출을 유도한다(Kaczmarek et al., 2018). 콜레스테롤은 입자의 모양을 안정적으로 유지하면서 세포막과의 융합을 촉진해 세포질로 mRNA를 전달한다. 마지막으로 입자 표면의 폴리에틸렌글라이콜은 지질나노입자가 체내 조직 및 혈관에서 장기간 머물 수 있도록 안정성을 높인다(Oberli et al., 2017).

모더나와 학문 경계를 뛰어넘은 팀사이언스

이번 mRNA 코로나19 백신 개발에는 두 가지 흥미로운 점이 있다. 우선 백신 개발이 대학의 기초과학 연구로부터 비롯되었다는 것이다. 생명현상의 근원을 밝히는 기초과학의 기반 지식이 없었다면 백신도 쉽게 개발하지 못했을 것이다. 또한 생명과학, 나노과학, 의학 등 학문의 경계를 뛰어넘은 팀사이언스team science를 통해 인류에 필요한 새로운 솔루션을 창출했다. 특히 하버드대와 MIT의 벤처기업으로 출범한 모더나의 성장은 우리에게 많은 시사점을 준다.

2010년 하버드대 발생생물학 조교수였던 데릭 로시는 인공 RNA를 이용하여 원하는 단백질을 만들어냈다(Warren et al., 2010), 이후 로버트 랭어 MIT 교수, 티모시 스프링거Timothy Springer 하버드대 교수와 의기투합하여 지금의 모더나Moderna를 창업했다. 모더나는 Modified RNA, 즉 인공 RNA의 줄임말로, mRNA 기반 백신과 치료제 개발로 의료산업의 패러다임을 바꾸겠다는 목표를 세웠다.

이들의 과학적 혁신에 스테판 반셀Stephane Bancel 최고경영자CEO의

리더십이 더해지며, 모더나는 놀라운 속도로 성장했다. 벤처캐피털VC과 글로벌 제약기업들의 대규모 투자를 이끌어내고, 미국 정부의 연구비 지원도 받아냈다. 이렇게 산업계와 정부의 지원을 바탕으로 모더나는 2014년 노벨상 수상자를 포함한 세계 최정상급 연구인력과 인프라를 구축했다. 그 결과 mRNA의 안정성 및 단백질 생산 효율성을 향상시켰고, 지질나노입자 기반의 체내 전달 기술을 완성했다(Servick et al., 2016).

이러한 상황에서 2020년 1월 중국에서 첫 코로나19 환자가 발생했다. 그리고 몇 주 뒤 사스코로나바이러스-2의 유전자 염기 서열이 규명됐다. mRNA 백신 개발에 필요한 모더나의 기술 파이프라인이 어느 정도 완성되어 있을 때였다. 미국 정부는 코로나19 위기 해결을 위해 백신 개발부터 공급까지의 전 과정을 압축해 민관협력으로 추진하는 '초고속작전Operation Warp Speed'을 펼쳤다. 이에 따라 엄청난 재정적·행정적 지원을 받은 모더나는 전례 없던 빠른 속도로 코로나19 백신을 개발할 수 있었다.

코로나19 백신 개발을 성공시킨 네 가지 요인

모더나의 백신 개발은 크게 네 가지 요인에 의해 성공했다. 첫째는 연구자의 학문적 열정과 대학과 정부의 기초과학 지원 정책이다. 커리코 교수는 초기 mRNA 연구의 진척이 늦어져 많은 어려움을 겪었지만, 특유의 인내력과 확신으로 이를 극복했다. 또한 미국 대학과 정부는 커리코 교수와 와이즈먼 교수 연구팀의 공동연구를 지원했는데, 이는 인공 RNA 기술의 과학적 기반 마련에 중요한 역할을 했다.

둘째는 미국의 산학협력 문화이다. 2010년대 초반, RNA 기반 치료제들의 연이은 임상 시험 실패로 인해 RNA 백신에 대한 회의론이 팽배해 있었다. 그럼에도 미국의 벤처캐피털들은 RNA 백신의 가능성을 믿고, 대학 내 스타트업에 지나지 않았던 모더나에 투자를 결정했다. 투자자들은 독보적 기초과학 역량을 기반으로 R&D 파이프라인을 성공적으로 구축한 모더나의 가능성을 정확히 내다본 것이다.

셋째는 보스턴 켄달스퀘어Kendall Square로 대표되는 대학, 기업, 정부의 바이오-클러스터Bio-Cluster 체계이다. 켄달스퀘어는 보스턴에 밀집한 연구중심대학, 기업, 정부의 대대적 투자로 만들어졌다. 이 지역은 대학의 기초과학 연구성과를 바이오 벤처를 통해 혁신적 기술로 만들어내는 산실이라고 할 수 있다. 하버드대와 MIT는 물론, 화이자Pfizer, 노바티스Novartis, 머크Merck 등 글로벌 바이오 기업들도 이 지역에 자리를 잡았다. 이러한 클러스터를 중심으로 연구인력과 투자자들이 몰려들며 자연스럽게 스타트업 창업이 더욱 활발해졌다. 사람, 지식, 자본으로 이어지는 선순환이 혁신산업의 붐을 일으킨 것이다(Allen et al., 2020).

마지막은 학문의 경계를 뛰어넘는 팀사이언스이다. 이것이야말로 모더나의 빛나는 성공을 가능하게 한 핵심 요소이다. 모더나는 하버드

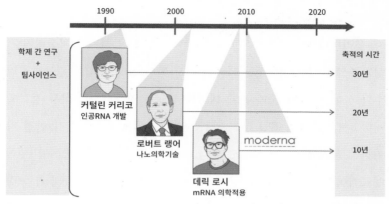

1990　　　　2000　　　　2010　　　　2020

학제 간 연구
+
팀사이언스

축적의 시간

커털린 커리코
인공RNA 개발

30년

로버트 랭어
나노의학기술

20년

moderna

데릭 로시
mRNA 의학적용

10년

모더나의 코로나19 백신 개발은 장기간 축적되어온 기초과학 지식과 함께 생명과학, 나노과학, 의학 등 학문의 경계를 뛰어넘는 팀사이언스가 있었기에 가능했다.

대의 생명과학과 MIT의 나노의학 간 협업을 통해 혁신적 플랫폼 기술을 개발했다. 모더나의 건물 역시 스타트업, 바이오기업, 대학 연구팀 간 교류·협력이 활발히 이루어지도록 설계되었다고 한다.

우리에게 필요한 축적의 시간

우리나라의 코로나19 백신 및 치료제 개발 성과는 미국, 유럽 등에 비해 아직 미비하다. 이는 그만큼 우리가 선진국에 비해 기초과학에 대한 축적의 시간이 부족했기 때문이다. 앞서 모더나 백신 개발 사례에서 보듯, 미지의 감염병에 대처할 기술력을 갖추려면 기초과학 지식의 축적이 필요하다. 위기는 갑자기 찾아오지만, 기초과학 지식은 갑자기 찾아오지 않기 때문이다.

　우리나라의 기초과학은 그동안 많이 성장했다. 하지만 여전히 단기 성과주의를 극복해야 하는 과제를 안고 있다. 또한 과학을 경제발전의 수단이 아닌, 사회·국가 문제 해결의 주체로 인식하는 문화도 정착되어야 한다. 다행히 최근 우리 과학계에서도 기초과학을 장기·안정 지원하는 움직임이 활발해지고 있다. 필자가 속한 기초과학연구원IBS이 대표적이다. IBS는 세계 수준의 기초과학 연구를 통해 국가의 과학 경쟁력을 끌어올리고, 사회 전반의 혁신을 추동하기 위해 설립되었다. 특히 장기 기초과학 연구와 팀사이언스는 IBS의 핵심가치이다. 이에 다양한 전공과 배경을 가진 연구자들이 협업하며 전인미답의 지적 영역에 도전하고 있다.

　코로나19 백신은 과학자들의 오랜 열정과 끈기가 축적된 결과물이다. 인공 RNA 연구 30년, 지질나노입자 개발 20년, 모더나의 기술 혁신 10년이 더해져 백신이 완성됐다. 우리나라도 장기 투자를 통해 우수인력과 인프라를 확보하고 꾸준히 지원해야 한다. 그래야만 세계 수준의 기초과학 지식이 축적될 수 있는 연구문화와 토양이 형성된다. 그렇게 준비된 자세를 갖추면, 사회가 필요로 할 때 과학이 올바로 응답할 수 있을 것이다.

참고문헌

· Allen, Arthur. 2020. "For Billion-Dollar COVID Vaccines, Basic Government-Funded Science Laid the Groundwork." *Scientific American,* 18 Nov.
· Kaczmarek, James C., et al.. 2018. "Optimization of a degradable polymer–lipid nanoparticle for potent systemic delivery of mRNA to the lung endothelium and immune cells." *Nano Letters,* 18(10): 6449~6454.
· Karikó, Katalin, et al.. 2005. "Suppression of RNA recognition by Toll-like receptors: the impact of nucleoside modification and the evolutionary origin of RNA." *Immunity,* 23(2): 165~175.
· Mitchell, Michael J., et al.. 2020. "Engineering precision nanoparticles for drug delivery." *Nature Reviews Drug Discovery,* 1~24.
· Oberli, Matthias A., et al.. 2017. "Lipid nanoparticle assisted mRNA delivery for potent cancer immunotherapy." *Nano Letters,* 17(3): 1326~1335.
· Pardi, Norbert, et al.. 2018. "mRNA vaccines – a new era in vaccinology." *Nature Reviews Drug discovery,* 17(4): 261.
· Sahin, Ugur, Katalin Karikó, and Özlem Türeci. 2014. "mRNA-based therapeutics – developing a new class of drugs." *Nature Reviews Drug discovery,* 13(10): 759~780.
· Servick, K., 2016. "This mysterious $2 billion biotech is revealing the secrets behind its new drugs and vaccines." *Science*(New York, NY). AAAS.
· Warren, Luigi, et al.. 2010. "Highly efficient reprogramming to pluripotency and directed differentiation of human cells with synthetic modified mRNA." *Cell Stem Cell,* 7(5): 618~616.
· www.scientificamerican.com.

12

약물 재지정을 통한 치료제 발굴 전략

작성일

2021년 2월 10일

글

명경재 : 기초과학연구원 유전체 항상성 연구단 단장

사스코로나바이러스-2가 전 세계에 퍼지기 시작한 지도 2년 가까이 되었다. 초기 지역적 감염의 성공적 통제로 확산을 막는 듯했으나, 변이 바이러스로 인해 수도권을 중심으로 감염이 빠르게 재확산되고 있다. 마스크가 일상화됐고, 대면 접촉을 통한 사회생활이 어려워졌다. 그래도 백신 개발에 성공하여 면역체계를 이용한 바이러스 극복 가능성을 높인 것은 반가운 소식이다.

하지만 백신과 더불어 치료제 개발도 필요하다. 앞서 바이러스를 극복한 환자에게서 얻은 혈청에서 분리한 혈청치료제, 미국 길리어드 사이언스가 개발한 렘데시비르Remdesivir(에볼라 바이러스의 항바이러스제로 개발됐다)가 사용된 바 있다. 그러나 임상 효과가 탁월하지는 않았다. 말라리아 치료제인 클로로퀸도 이와 비슷한 경우다. 클로로퀸은 특히 도널드 트럼프Donald Trump 전 미국 대통령의 언급으로 많은 관심을 받았다. 그러나 그 효과는 극히 미비한 것으로 알려졌고, 부작용도 심각해 치료제 개발의 가능성은 거의 사라졌다. 인플루엔자 바이러스의 치료제인 타미플루Tamiflu와 같은 코로나19에 잘 듣는 치료제의 개발이 여러 방면에서 진행 중이다.

약물 재지정을 통한 코로나19 신약 후보물질 창출

렘데시비르, 클로로퀸의 사례는 미국 식품의약국FDA이 승인한 기존 화합물을 코로나19 치료에 활용하려는 시도라고 할 수 있다. 이러한 신약 재창출Drug repositioning 방식을 '약물 재지정Drug repurposing'이라고 한다. 기존 의약품 또는 개발 후 임상 효과가 부족하여 실패한 화합물들을 다른 용도로 사용 가능한지 알아보는 방식이다.

약물 재지정 방식은 치료제 개발 비용과 시간을 현저히 줄일 수 있다는 장점이 있다. 이미 FDA의 안전성 기준 부합 여부가 검증되었기 때문이다. 즉, 새로운 질병에서의 효능만 검증하면 된다. 그래서 다수의 기업 및 연구소들이 관련 연구를 활발하게 진행하고 있다.

최근 미국 샌디에이고 샌퍼드버넘연구소, 중국 홍콩대, 오스트리아 비엔나대 등 국제 공동연구진은 흥미로운 결과를 발표했다. ReFRAMEFocused Rescue And Accelerated Medchem: Repurposing 라이브러리에 등록된 1만 2,000개의 화합물 중 코로나19 치료제로 가능성이 있는 물질을 스크리닝한 것이다(Riva et al., 2020: 113). ReFRAME 라이브러리는 FDA 등 각국의 식품의약국에 등록되거나, 임상 혹은 전임상 연구가 진행 중인 화합물들 목록이다.

이후 연구진은 코로나19 감염이 가능한 아프리카 녹색원숭이의 콩팥에서 유래된 세포(Vero E6)에 후보 화합물을 처리한 뒤, 사스코로나바이러스-2를 다시 주입하여 감염이 저해되는 약물을 선별했다. 효능을 보이는 화합물들에 대해서는 인간 세포에서도 다시 검증을 진행했다.

그 결과, 코로나19 감염 저해 효과가 있는 약 300종의 후보 화합물을 추려냈다. 레티노산수용체retinoic acid receptor 작용제agnoist, 알도오스 환원효소aldose reductas 저해제, 벤조디아제핀수용체benzodiazepine receptor

작용제, 말라리아 치료제, 항염증제 등이 그것이다. 앞서 언급한 클로로 퀸도 동물 및 인간 세포실험 수준에서는 효과가 있는 것으로 나타났다.

바이러스 감염을 저해하는 화합물 '아필리모드'

아필리모드apillimod는 그중에서도 눈길을 끈다. 이는 백혈구 등에서 염증을 유발하는 사이토카인(면역세포 사이 신호를 전달하는 물질)인 인터류킨-12, 인터류킨-23의 발현을 저해하는 화합물로 처음 발견됐다(Wada et al., 2007: 1156). 항염증 효과가 있어 크론병, 류마티스 관절염, 건선 자가면역증 등 각종 염증유발 질병의 치료제로 임상 시험에 들어갔다. 이에 대해서는 눈에 띄는 효능이 없다는 임상 2상 결과가 나왔다.

그러나 후속 연구에서 아필리모드가 바이러스의 감염을 돕는 효소 PIKfyve의 활동을 억제한다는 것이 밝혀졌다(Cai et al., 2013). PIKfyve는 인지질의 일종인 포스파티딜 이노시톨phosphatidyl inositol을 변형(인산화)시키는 효소다. 인산화란 단백질을 포함한 다양한 유기 화합물에 인산기를 추가하는 화학반응을 말한다. 포스파티딜 이노시톨은 육각형 탄소화합물인 이노시톨에 사이티딘 이-인산 디아실글리세롤cytidine diphosphate diacylglycerol이 붙은 구조다. 이는 인산화가 가능한 다섯 부분을 가지고 있다(다음 그림 참조).

여러 효소들이 포스파티딜 이노시톨에 붙어 있는 수산기hydroxyl, -OH에 인산을 붙여 세포 내 신호전달을 가능하게 한다. 포스파티딜 이

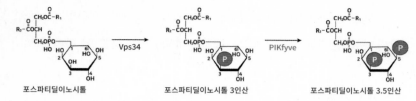

포스파티딜이노시톨   포스파티딜이노시톨 3인산   포스파티딜이노시톨 3.5인산

포스파티딜 이노시톨의 인산화 과정. PIKfyve는 포스파티딜 이노시톨 3인산(PI3P)의 다섯 번째 위치에 있는 수산기(OH)에 인산을 붙여 포스파티딜 이노시톨 3,5인산(PI(3,5)P2)을 만든다.

노시톨은 호르몬, 신경전달물질, 성장조절인자, 삼투압 등 각종 세포 내외의 자극들에 반응하여 순차적으로 인산화가 되며 세포 내의 여러 작용 기작을 조절한다. 그중 잘 알려진 것은 세포 내 칼슘 농도를 조절하는 작용 기작이다.

최근 **인산화된 포스파티딜 이노시톨이 세포의 물질 전달 과정에 사용되는 엔도솜**endosome **형성에 중요하다**는 점이 밝혀졌다. 엔도솜은 외부 물질을 세포 내로 들일 때 사용되는 구조체로서, 형성된 후에 세포 내 다른 소기관인 리소좀lysosome과 결합한다. 이때 엔도솜 내로 들어온 물질은 엔도솜-리소좀 복합체에서 더욱 가공 또는 파괴된다(다음 그림 참조).

가령 포스파티딜 이노시톨(PI)의 세 번째와 다섯 번째 수산기에 인산이 붙으면, 이를 포스파티딜 이노시톨 3,5인산(PI(3, 5)P2)이라 한다. PIKfyve가 포스파티딜 이노시톨을 인산화시키면(PI → PI3P → PI(3,5)P2) 엔도솜-리소좀 복합체가 형성되고 그 속에서 외부 물질이 가공된다. 요컨대 아필리모드가 효소인 PIKfyve의 활동을 억제하면, 엔도솜 내 축적된 물질이 가공되는 반응이 저해되는 것이다.

사스코로나바이러스-2,
엔도솜에 숨어 세포를 감염시킨다

그렇다면 코로나19 사태에 왜 다시 아필리모드와 엔도솜이 주목받는 것일까. 바이러스가 세포를 감염시킬 때 엔도솜을 이용하기 때문이다. 바이러스의 게놈이 엔도솜에 숨어들면, 초기 면역 반응 등 숙주의 방어체제를 피할 수 있다. 사스코로나바이러스-2 역시 스파이크단백질을 이용해 ACE2 수용체에 결합한 이후, 세포의 엔도솜 기작을 이용하여 바이러스의 게놈을 세포 내로 전달한다는 것이 밝혀졌다.

사스코로나바이러스-2는 엔도솜을 이용해 숙주세포로 들어온다. 이때 아필리모드를 활용하면 엔도솜의 가공 기작을 막아 사스코로나바이러스-2 게놈의 복제를 차단할 것으로 예상된다. 실제로 미국 하버드대, 워싱턴대 등 공동연구진은 아필리모드를 활용했을 때 사스코로나바이러스-2가 더는 가공 또는 복제되지 않고 엔도솜 구조에 갇히는 것을 관찰했다(Kagn et al., 2020). 사스코로나바이러스-2 감염을 저해할 가능성이 있다는 의미이다.

포스파티딜 이노시톨의 인산화는 엔도솜 기작 조절뿐 아니라 세포 내 칼슘 농도 조절, 특정 단백질 파괴 조절, 사이토카인 분비 억제 등에

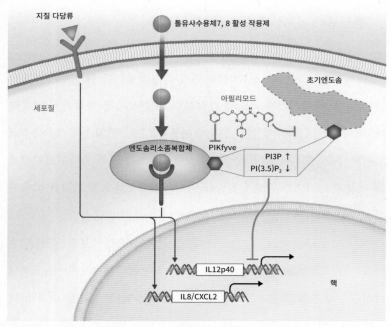

아필리모드는 효소인 PIKfyve의 인산화 작용을 저해하여 엔도솜이 더욱 가공되는 것을 저해한다. 그에 따라 엔도솜 내에 있는 물질이 핵이나 세포 내 다른 기관으로 향하지 못하게 된다.

관여하므로 아필리모드를 포함한 여러 인산화 억제제의 코로나19 치료제 개발 과정에서 부작용이 수반될 가능성이 있다. 다만 다행스럽게도 아필리모드 임상실험에서 현재까지는 큰 부작용이 발견되지 않았다.

새로운 치료제 개발에 거는 기대

약물 재지정을 통해 재조명된 화합물들은 이미 인체 내 활성과 적은 부작용 등이 검증되었다. 그래서 빠른 시간 내 치료제 개발로 이어질 수 있다는 장점이 있다. 이러한 이유에서 아필리모드와 같은 화합물로 코로나19 치료제를 개발하려는 노력도 활발히 진행 중이다. 물론 말처럼 쉬운 일은 아니다. 모래사장에서 바늘을 찾는 것만큼 어려운 작업이 될 것이다.

그렇다고 미리 포기할 필요는 없다. 얼마 전까지만 해도, 역사상 가장 빠른 속도로 코로나19 백신을 개발할 것을 예상한 사람은 많지 않았다. 치료제 개발도 마찬가지다. 그간 축적된 기초연구의 힘으로 예상치 못했던 혁신적 결과를 낼 수 있다. 벌써 2년 가까이 코로나19로 사회가 위축되고 많은 사람들이 고통받고 있다. 하루 빨리 좋은 치료제가 발굴되어 사회의 정상화에 기여할 수 있기를 바란다.

참고문헌

· Cai, X., Y. Xu, A. K. Cheung, R. C. Tomlinson, A. Alcazar-Roman, L. Murphy, A. Billich, B. Zhang. et al.. 2013. "PIKfyve, a class III PI kinase, is the target of the small molecular IL-12/IL-23 inhibitor Apilimod and a player in Toll-like receptor signaling." *Chemistry & Biology,* 20: 912~921.

· Kagn, Y.-L., Y.-Y. Chou, P. W. Rothlauf, Z. Liu, T. K. Soh, D. Cureton, J. B. Case, R. E. Chen et al.. 2020. "Inhibition of PIKfyve kinase prevents infection by Zaire ebolavirus and SAFS-Cov-2." *Proc. Natl. Acad. Sci. U.S.A.* 117: 20803~20813.

· Riva, L., S. Yuan, X. Yin, L. Martin-Sancho, N. Matsunaga, L. Pache, S. Burgstaller-Meuhlbacher, P.D. De Jesus, P. Teriete, M. V. Hull et al.. 2020. "Discovery of SARS-Cov-2 antiviral drugs through large-scale compound repurposing." *Nature,* 586: 113~119.

· Wada, Y., R. Lu, D. Zhou, J. Chu, T. Pzewloka, S. Zhang, L. Li, Y. Wu, J. Qun, V. Balasubramanyam et al.. 2007. "Selective abrogation of Th1 response by STA-5326, a potent IL-12/IL-23 inhibitor." *Blood,* 109: 1156~1164.

13

항체치료제 개발 경과와 전망

작성일
2021년 2월 22일
글
김호민 : 기초과학연구원 바이오분자 및 세포 구조 연구단 CI
노현주 : 기초과학연구원 바이오분자 및 세포 구조 연구단 연구원

2020년 10월. 도널드 트럼프 당시 미국 대통령이 코로나19 확진을 받았다는 뉴스가 전 세계로 퍼졌다. 더 놀라운 사실은 사흘간 치료한 뒤 백악관으로 조기에 복귀했다는 점이었다. 도대체 어떤 치료를 받았기에 빠른 시간 내에 회복되었는지 대중의 관심이 모였다. 미국 대통령 의료진은 렘데시비르, 덱사메타손 그리고 'REGN-CoV-2'라는 이름의 항체치료제를 투약했다고 공식 발표했다.

렘데시비르는 약물재창출을 통해 개발되던 코로나19 후보 약물들(에이즈 치료제 칼레트라, 신종플루 치료제 아비간, C형 간염치료제 리바비린 등) 중 가장 먼저 그리고 현재로서는 유일하게 코로나19 치료제로 미국 식품의약국FDA의 승인을 받은 약물이다(2020년 10월 승인). 렘데시비르는 사스코로나바이러스-2 RNA 중합효소에 결합하여 바이러스의 복제를 저해한다. 사이토카인 폭풍을 막기 위한 면역억제제인 덱사메타손과 함께 코로나19 환자 치료에 사용되고 있다. 하지만 실제 임상 현장에서 렘데시비르의 치료 효과는 기대에 미치지 못했다. 더욱이 구토, 간·콩팥 기능 저하, 발진, 알레르기 반응, 호흡곤란 등 여러 부작용이 보고되며 새로운 치료제의 필요성이 더욱 간절해지고 있다.

트럼프 전 대통령의 치료 사례에서 주목해야 할 또 다른 물질이 있다. 치료제로 승인도 받기 전에 무려 대통령의 치료에 사용된 'REGN-CoV-2'라는 항체치료제는 대체 무엇일까?

항체와 항체의약품

체내에 세균이나 바이러스 같은 외부 물질(항원)이 침투하면 이를 인식·기억·무력화하기 위해 면역체계가 만들어내는 것이 바로 항체이다. 하나의 항체는 특정한 항원에만 아주 정확하게 결합을 한다. 우리 몸은 DNA 수준의 유전자 재배열을 통해 10^{12}개 이상의 많은 항체 레파토리를 만들 수 있다. 그만큼 다양한 항원 및 감염물질에 대응할 수 있다.

또한 체내의 다른 단백질과 달리 항체는 체내 반감기가 2~3주 정도로 길다. 이러한 항체의 특징을 바탕으로, **항체를 사람 몸속이 아닌 실험실에서 대량으로 만들어서 연구와 산업 그리고 의료**(진단·예방·치료) **용으로 활용하려는 다양한 시도**가 진행되고 있다. 1984년 노벨생리의학상을 수상한 게오르게스 쾰러Georges Köhler 박사와 체자르 밀스테인 César Milstein 박사의 연구가 대표적이다. 이들은 면역세포와 암세포를 융합하는 '하이브리도마 기술' 개발을 통해 단일클론항체의 대량 생산에 최초로 성공했고, 이 공로로 노벨상을 받았다.

이후 분자생물학의 급격한 발전을 거치면서 동물세포주인 CHOChinese Hamster Ovary를 이용한 항체 대량생산 기술, 항체선별 기술, 항체개량 기술 등 다양한 항체 관련 기술들이 등장했다. 특히 치료용 항체 개발은 제약 산업의 큰 축으로 자리매김했다. 일례로 지난 5년간 전 세계에서 가장 많이 팔린 의약품인 '휴미라Humira(미국 제약사 애브비가 개발한 류마티스관절염, 크론병 등 면역질환의 치료제)' 역시 치료용 항체

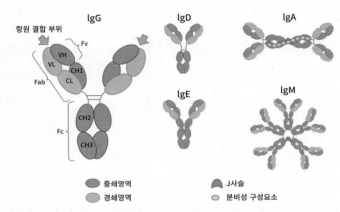

체내 항체는 IgG, IgD, IgA, IgE, IgM 등 다섯 가지의 동종을 가지고 있다.

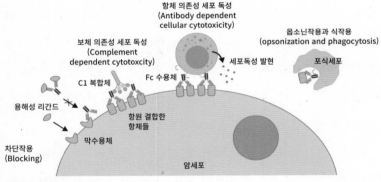

항암 항체치료제 원리:

1) 차단작용: 항체 치료제가 암의 원인이 되는 세포 내 항원을 인식하고 결합하여 암세포 성장을 억제한다.

2) 보체/항체의존성 세포독성: 암세포 표면에 위치한 암세포 특이적 항원들과 결합한 항체의 Fc 영역이 보체복합체나 면역 세포에 존재하는 수용체와 결합하여 암세포를 사멸시킬 수 있는 세포독성을 유도한다(앱솔루트안티바디닷컴 https://absoluteantibody.com 재편집).

이다. 삼성바이오로직스나 셀트리온과 같은 국내 바이오기업들도 항체 치료제를 생산 및 개발하고 있다.

체내 항체에는 IgG, IgD, IgA, IgE, IgM과 같은 다섯 가지의 동종 Isotype이 있다. 종류에 따라 기능 및 체내 작용에 조금씩 차이가 있다. IgG 유형의 항체가 혈액 내 가장 많이 존재하며, 일반적인 항체치료제의 형태이다.

지금까지 항체치료제는 주로 암이나 면역질환 치료를 위해 개발되어왔다. 치료 전략은 다양하다. 항원 단백질과 결합해 세포의 신호전달을 조절하여 병을 치료하는 전략, 암세포 표면에 붙어 면역체계를 활성화시켜 암세포의 사멸을 유도하는 전략 등이 있다. 또 최근에는 항체에 방사선 물질이나 항암화학약물을 부착하여 암세포에만 해당 물질을 전달하고, 이를 통해 암세포만 선별적으로 사멸시키는 치료 전략도 개발되고 있다.

코로나19 항체치료제, 스파이크단백질과 '찰떡결합'

바이러스나 세균 감염을 예방하기 위해서는 백신 개발이 '골드 스탠더드'이다. 사스코로나바이러스-2의 유전정보가 밝혀진 이후 여러 바이오 기업이 발 빠르게 백신 개발에 착수했다. 임상실험을 통해 예방 효과가 확인된 백신들은 이미 투여가 시작되었다(07, 08, 10장 참고).

백신은 감염 즉시 병원균과 싸울 항체를 체내에서 미리 준비하도록 돕는 역할을 한다. 그렇다면 바이러스에 대항할 항체를 외부에 미리 만들어둔 뒤 감염 시 체내에 주입해도 되지 않을까? 이러한 발상에서 발전된 것이 바로 항체의약품(예방항체와 항체치료제)이다. 호흡기세포융합바이러스RSV 감염을 막는 시나지스Synagis, 에볼라바이러스 감염을 막는 인마제브Inmazeb 등이 대표적인 항바이러스 항체치료제의 사례다. 하지만 항체치료제는 단점이 적지 않다. 성공적인 치료제를 찾기까지 막대한 시간과 비용이 소요되므로 경제성 및 시장성을 고려하는 제약회사는 개발을 꺼렸다. 환자 입장에서는 비용이 비싸고 주사제 형태로 투여하는 불편함 때문에 항체치료제보다 간편하게 먹는 약을 선호한다. 이 때문에 '타미플루'와 같은 화학의약품이 바이러스 증식을 막는 치료제로 우선 개발됐다. 또한 백신이 개발되고 집단면역이 형성되면 환자 수가 급격하게 줄어들기 때문에 제약회사가 큰 비용을 들여 어렵게 개발한 항체치료제의 활용도가 떨어질 수 있다.

하지만 범유행적 감염병이 된 사스코로나바이러스-2에 대응하는 방법은 사뭇 다르다. 이러한 여러 장단점 및 경제성, 시장성을 따질 겨를이 없는 것이다. 전 세계 연구진이 최첨단 과학기술을 총동원하여 사스코로나바이러스-2 표면의 스파이크단백질에 결합하는 항체를 개발하고 있다. 현재 10개 이상의 항체치료제가 임상실험 중이며, 전 세계적으로 150개 이상의 항체가 개발 중에 있다.

그렇다면 사스코로나바이러스-2의 여러 단백질 중 왜 스파이크단백질을 타깃으로 삼을까. 세포 표면에 존재하는 ACE2 수용체가 스파

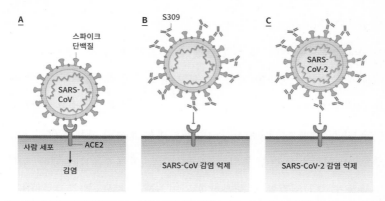

A 스파이크
단백질

SARS-
CoV

사람 세포 ACE2

감염

B S309

SARS-CoV 감염 억제

C SARS-
CoV-2

SARS-CoV-2 감염 억제

코로나19 항체치료제(S309)는 사스코로나바이러스-2의 스파이크단백질과 결합해 바이러스를 중화한다. 감염의 시작 단계인 세포의 ACE2 수용체와 스파이크단백질의 결합을 막는 전략이다(Whittaker and Daniel, 2020).

이크단백질과 결합하는 것이 감염의 시작이기에, 초반부터 잘 막아보자는 전략이다. 즉, 코로나19 항체치료제가 스파이크단백질에 특이적으로 결합하여 바이러스를 중화시켜 세포 내로 침입하지 못하도록 하는 것이다. 또한 바이러스 표면에 부착된 항체치료제로 인해 바이러스 제거 및 T세포 면역반응 등 다양한 면역반응을 유도할 수도 있다.

스파이크단백질의 수용체결합영역이 항체치료제의 핵심 타깃

트럼프 전 대통령에게 투여된 항체치료제는 미국 제약회사 리제네론Regeneron의 'REGN-CoV-2'로 현재 전 세계에서 개발 중인 항체치료제 중 가장 시기적으로 선두에 있다.

리제네론은 사람의 항체를 만들 수 있도록 유전자를 조작한 '벨록이뮨VelocImmune' 생쥐를 핵심기술로 보유하고 있다. 리제네론 연구팀은 이 생쥐에 사스코로나바이러스-2 스파이크단백질의 수용체결합영역Receptor-binding domain: RBD을 투여했고, 이때 생성된 항체 중에서 사스코로나바이러스-2 감염 중화 효능을 보이는 항체들을 선별했다. 이와 동시에 코로나19 감염 후 회복한 환자의 B세포로부터 사스코로나바이러스-2 스파이크단백질의 RBD에 결합하는 항체들도 선별했다.

이렇게 선별된 항체들의 스파이크단백질 RBD와의 결합력, 결합부위, 중화력 등을 종합적으로 고려하여 두 종류의 항체 REGN-10933과 REGN-10987을 최종 선별했다. 이 두 항체를 칵테일 형태로 혼합한 것이 바로 REGN-CoV-2이다. REGN-CoV-2는 현재 임상 3상 실험이 진행 중이다(Hansen et al., 2020).

한편, 또 다른 제약사인 비르 바이오테크놀로지Vir Biotechnology는 2003년 유행했던 사스SARS-CoV에 감염된 환자의 B세포로부터 사스코로나바이러스-2 스파이크단백질의 RBD에 결합하고, 바이러스 감염 중화효능을 보이는 'S-309'라는 항체를 발굴했다(Pinto et al., 2020). 현재 그락소스미스클라인GlaxoSmithKline과 함께 임상 3상 실험을 진행 중이다. S-309 기반 항체치료제 후보물질은 개발 초기 삼성바이오로직스와 대량 위탁 생산계약을 맺은 것으로 언론에 보도된 바 있다.

실제로 코로나19 감염 환자의 혈액에서 항체를 분석해보면 스파이

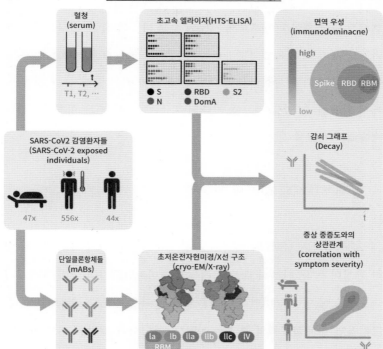

고정도 항체 검출법(High-resolution serology)

혈청(serum)
T1, T2, …

초고속 엘라이자(HTS-ELISA)
● S   ● RBD   ● S2
● N   ● DomA

SARS-CoV2 감염환자들 (SARS-CoV-2 exposed individuals)
47x   556x   44x

단일클론항체들 (mABs)

초저온전자현미경/X선 구조 (cryo-EM/X-ray)
Ia Ib IIa IIb IIc IV
RBM

면역 우성 (immunodominacne)
high
Spike RBD RBM
low

감쇠 그래프 (Decay)
t

증상 중증도와의 상관관계 (correlation with symptom severity)

코로나19 환자로부터 항체를 발굴하여 항체치료제를 개발하는 과정.
사스코로나바이러스-2 감염 환자들의 혈액에서 초고속 엘라이자를 통해 중화항체를 발굴하고, 발굴된 단일클론항체의 구조를 초저온현미경법과 X선 결정법으로 밝혀낸다. 흥미롭게도 환자의 중증도가 심할수록, 바이러스를 이겨내기 위하여 RBD에 특정적으로 결합하는 많은 중화 항체들이 환자의 혈액에서 발견되었다(Piccoliet al., 2020).

크단백질 중에서도 RBD와 결합하는 항체가 많은 부분을 차지한다 (Piccoli et al., 2020). RBD 외에도 스파이크단백질의 N-터미널영역 N-terminal domain: NTD, 바이러스 안쪽에서 유전체를 감싸고 있는 뉴클래오캡시스 또한 중화 항체치료제 개발의 주요 타깃이 될 수 있다는 연구결과들도 계속 나오고 있다(Chi et al., 2020; DeFrancesco, 2020). 전례 없이 빠른 개발과 임상실험을 토대로 올해 안에 여러 항체치료제가 임상에서 활용될 수 있을 것으로 기대되며, 더 효능이 좋은 항체치료제도 계속해서 개발될 것으로 보인다.

항체치료제의 한계와 보완점

최근 영국과 남아프리카공화국 등에서 유입된 변이 바이러스에 대한 관심이 높다. 다행히 백신의 경우 스파이크단백질에 변이가 생기더라도 효능에 영향을 미칠 가능성은 비교적 적을 것으로 생각되고 있다. 그렇다면 항체치료제의 경우는 어떨까. 지금까지 개발된 후보 항체치료제가 사스코로나바이러스-2의 변이체에도 효과가 있을 것인가?

단일클론항체의 가장 큰 특징은 한 가지 항원의 특정한 위치Epitope에만 강하게 결합한다는 것이다. 다시 말해, 항체가 붙어야 할 위치에 돌연변이가 생기게 되면 결합력이 떨어질 수밖에 없다. 중화항체의 효과가 일부 떨어지는 것은 불가피하다는 의미이다.

이러한 한계를 극복하기 위한 방법은, **하나의 항체만을 사용하기보**

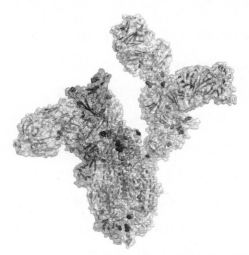

사스코로나바이러스-2 스파이크단백질의 수용체결합영역RBD에 결합한 항체의약품. 하늘색과 분홍색은 리제네론에서 개발 중인 항체의약품을, 노란색은 비르바이오테크놀로지에서 개발 중인 항체의약품을 나타낸다. 붉은색 원은 남아프리카공화국에서 발견된 사스코로나바이러스-2 변이(베타 변이)를, 파란색 원은 영국에서 발견된 변이(알파 변이)를 나타낸다.

다는 바이러스 스파이크단백질의 다른 부위를 인지하는 여러 개의 중화항체를 혼합하여 칵테일 형태로 항체치료제를 개발하는 것이다. 칵테일 치료법이 중화력도 높으며, 회피돌연변이 바이러스escape mutant가 생기는 확률도 줄어든다고 한다(Baum et al., 2020).

항체치료제에서 또 하나 고려해야 할 점은 항체의존면역증강antibody-dependent enhancement: ADE이다. 이는 중화항체가 면역세포의 Fc 수용체와 결합하여 오히려 바이러스 감염을 돕는 현상으로서, 저농도의 면역혈청이나 항체와 바이러스의 어설픈 결합 등으로 인해 발생한다(Arvin et al., 2020). 댕기바이러스, 호흡기세포융합바이러스RSV, 인플루엔자, 사스에서도 이러한 항체의존면역증강이 일어난 사례가 보고된 바 있기에 코로나19 항체치료제 개발에서도 주의를 기울여야 할 것이다.

다행스럽게도 최근 연구에 따르면 코로나19 항체치료제 투여 후 항체의존면역증강이 일어날 가능성은 그리 높지 않다고 밝혀졌다(DeFrancesco, 2020). 항체치료제의 약효를 극대화하기 위해서는 투여 방법, 용량, 시기 등을 면밀하게 검토해야 하며, 사스코로나바이러스-2가 감염되어 병변이 일어나는 폐 조직에 약물이 잘 전달될 수 있도록 하는 것과 면역세포를 활성화할 수 있는 실행기effector의 기능 강화, 체내 반감기 증가 등도 향후 항체치료제 개발에서 중요하게 고려해야 할 과제이다.

마지막으로 비非스파이크단백질에 대한 항체치료제, 판-코로나바이러스Pan-coronavirus 항체치료제 개발과 함께 부작용이 적고 사스코로나바이러스-2 증식만을 억제하는 화학의약품(RNA 중합효소 저해제, 바이러스 단백질가위 저해제, 바이러스 조립 저해제) 등의 개발도 동반되어야 할 것이다.

마스크 대란을 겪은 지 1년여 만에 마스크 없는 외출을 상상할 수 없는 세상이 되어버렸다. 눈만 보고도 누가 누구인지 짐작하는 능력도 조금씩 생겨가고 있다. 모두의 마음에는 코로나19 백신과 치료제 개발을 통해 지긋지긋한 팬데믹이 하루 빨리 종식되길 바라는 마음이 커져 간다. 마스크 밑에 가려진 사람들의 미소를 다시금 볼 수 있는 날을 고대해본다.

참고문헌

· Arvin, A. M., K. Fink, M. A. Schmid, A. Cathcart, R. Spreafico, C. Havenar-Daughton, A. Lanzavecchia, D. Corti and H. W. Virgin, 2020. "A perspective on potential antibody-dependent enhancement of SARS-CoV-2." *Nature*, 584: 353~363.

· Baum, A., B. O. Fulton, E. Wloga, R. Copin, K. E. Pascal, V. Russo, S. Giordano, K. Lanza, N. Negron, M. Ni et al.. 2020. "Antibody cocktail to SARS-CoV-2 spike protein prevents rapid mutational escape seen with individual antibodies," *Science*, 369: 1014~1018..

· Chi, X., R. Yan, J. Zhang, G. Zhang, Y. Zhang, M. Hao, Z. Zhang, P. Fan, Y. Dong, Y. Yang et al.. 2020. "A neutralizing human antibody binds to the N-terminal domain of the Spike protein of SARS-CoV-2." *Science*, 369: 650~655.

· DeFrancesco, L. 2020. "COVID-19 antibodies on trial." *Nat Biotechnol*, 38: 1242~1252.

· Hansen, J., A. Baum, K. E. Pascal, V. Russo, S. Giordano, E. Wloga, B. O. Fulton, Y. Yan, K. Koon, K. Patel et al.. 2020. "Studies in humanized mice and convalescent humans yield a SARS-CoV-2 antibody cocktail." *Science*, 369: 1010~1014.

· Piccoli, L., Y. J. Park, M. A. Tortorici, N. Czudnochowski, A. C. Walls, M. Beltramello, C. Silacci-Fregni, D. Pinto, L. E. Rosen, J. E., Bowen et al.. 2020. "Mapping Neutralizing and Immunodominant Sites on the SARS-CoV-2 Spike Receptor-Binding Domain by Structure-Guided High-Resolution Serology." *Cell*, 183: 1024~1042 e1021.

· Pinto, D., Y. J. Park, M. Beltramello, A. C. Walls, M. A. Tortorici, S. Bianchi, S. Jaconi, K. Culap, F. Zatta, A. De Marco et al.. 2020. "Cross-neutralization of SARS-CoV-2 by a human monoclonal SARS-CoV antibody." *Nature*, 583: 290~295.

· Whittaker, G. R., and S. Daniel, 2020. "Going back in time for an antibody to fight COVID-19." *Nature*, 583: 203~204.

177

14

자연에서 발견한 치료제 후보물질

작성일
2021년 3월 8일
글
이창준 : 기초과학연구원 인지 및 사회성 연구단 단장
김태영 : 기초과학연구원 인지 및 사회성 연구단 선임연구원

코로나19 치료제는 감염된 세포가 바이러스에 대항할 도구를 사후적으로 우리 몸에 공급한다. 따라서 바이러스에 대한 방어 체계를 사전 구축하는 백신과는 상호보완적이라 할 수 있다. 체내의 세균을 표적으로 삼는 항생제와 달리, 바이러스 치료제는 바이러스 입자 자체를 파괴하도록 설계되지는 않는다. 바이러스의 외피는 숙주세포의 세포막과 구성이 거의 동일해서, 바이러스를 파괴하려다 숙주세포에도 손상을 입힐 수 있다. 즉, '빈대 잡으려다 초가삼간 다 태우는' 상황을 막기 위함이다.

그 대신, 바이러스 질환 치료제 개발은 바이러스 생활사 중 하나 이상의 단계를 공략하는 전략을 취한다. 코로나19 치료제의 작용원리를 이해하기 위해서는 사스코로나바이러스-2가 숙주 내에서 활동하는 생활사를 먼저 들여다볼 필요가 있다.

사스코로나바이러스-2가
우리 몸에 들어와 증식하는 과정

사스코로나바이러스-2는 표면의 돌기(스파이크단백질)를 이용하여 인체 세포의 ACE2 수용체와 결합하여 세포 내로 침투한다. 이후 바이러스의 외포와 숙주세포 세포막 사이 막융합이 일어나며 유전물질인 게놈RNA^{gRNA}가 인체세포의 세포질로 들어오게 된다. 초기에는 인체 세포의 효소를 이용하여 필요한 단백질을 만든다. 이때 만들어진 단백

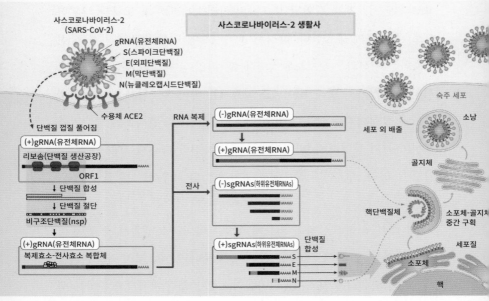

사스코로나바이러스-2
(SARS-CoV-2)
gRNA(유전체RNA)
S(스파이크단백질)
E(외피단백질)
M(막단백질)
N(뉴클레오캡시드단백질)

수용체 ACE2

숙주 세포
소낭

단백질 껍질 풀어짐

RNA 복제

(-)gRNA(유전체RNA)

세포 외 배출

(+)gRNA(유전체RNA)
리보솜(단백질 생산공장)
ORF1

(+)gRNA(유전체RNA)

↓ 단백질 합성
↓ 단백질 절단
비구조단백질(nsp)

전사

(-)sgRNAs(하위유전체RNAs)

핵단백질체

골지체

소포체-골지체
중간 구획

(+)gRNA(유전체RNA)
복제효소-전사효소 복합체

(+)sgRNAs(하위유전체RNAs)

단백질
합성

S
E
M
N

소포체

세포질

핵

사스코로나바이러스-2가 세포에 침입한 뒤 만들어낸 RNA 중합효소는 바이러스 증식에 핵심적인 역할을 한다. 바이러스의 유전체RNA(gRNA)를 대량으로 복제하는 한편, 하위 유전체RNA(sgRNA)를 전사하여 바이러스 구조물을 만든다.

질 중 하나인 RNA중합효소^{RdRp}는 바이러스 증식에 핵심적인 역할을 한다. 바이러스 RNA를 대량으로 복제하는 한편 바이러스 구조물을 만든다. 최종적으로 이들은 인체세포 안에서 코로나바이러스 완전체로 다시 조합되어 세포 밖으로 빠져나간다.

이러한 사스코로나바이러스-2 생활사의 어떤 단계라도 저해하는 물질은 체내 바이러스 증식을 억제하는 효과를 낸다. 즉, 사스코로나바이러스-2에 대한 치료효과를 기대할 수 있다는 뜻이다. 가령, 항체치료제는 스파이크단백질에 달라붙어 생활사의 첫 단계인 ACE2와 스파이크단백질의 결합을 막는다. 코로나19 치료제로 최초 승인된 '렘데시비르'는 RNA중합효소에 결합하여 복제를 저해하고, 팬데믹 초반에 각광받은 '클로로퀸'과 '하이드록시클로로퀸'은 사스코로나바이러스-2 gRNA의 방출을 막아주는 역할을 한다(13장 참고).

사스코로나바이러스-2가 ACE2에 결합한 후 세포 내로 들어오는 과정을 조금 더 자세히 살펴보자. ACE2에 결합한 스파이크단백질은 세포의 단백질 분해효소에 의해 절단되고, 스파이크단백질의 S2 부위가 밖으로 노출된다. 이 부위가 사스코로나바이스-2 외피와 세포막 간 막융합을 매개하는 역할을 한다.

스파이크단백질은 세포 내 엔도좀이나 라이소솜에 존재하는 카텝신cathepsin 혹은 세포막에 위치한 TMPRSS2라는 단백질 분해효소에 의해 절단된다. 이들 단백질 분해효소의 활성을 억제한다면, 막융합 단계를 저해하여 바이러스의 세포 침투를 차단할 수 있다. 위에서 언급한 클로로퀸과 하이드록시클로로퀸은 엔도좀의 산성을 높여 카텝신의 활성을 저해하며, '카모스타트camostat'와 '나파모스타트nafamostat' 등 약물들은 대표적인 TMPRSS2 저해제다. 참고로 클로로퀸계열의 약물은 코로나19에 치료 효과가 뚜렷하지 않아 세계보건기구WHO에서 사용중지 공고를 내렸고 현재는 TMPRSS2 저해제를 이용한 코로나19 임상시험이 활발히 진행되고 있다. 이는 우리나라도 마찬가지다. 종근당은 '나파벨탄', SK케미칼의 '후탄', 대웅제약의 '호이스타정', 크리스탈지

노믹스의 'CG-CAM20' 등이 TMPRSS2의 저해제들이다.

천연물에서 얻은 바이러스 치료제

인류는 역사적으로 자연으로부터 약물을 찾고, 약제를 개발하여 수많은 질병을 극복해왔다. 아스피린과 페니실린이 대표적이다. 아스피린은 버드나무 껍질에서 추출한 살리실산salicylic acid에서, 페니실린은 푸른곰팡이에서 탄생했다. 비교적 최근에는 중국의 투유유屠呦呦 교수가 전통약재인 개똥쑥에서 말라리아 치료제 '아르테미시닌'을 찾아낸 사례가 있다. 투유유 교수는 말라리아 퇴치에 크게 기여한 공로로 2015년 노벨생리의학상을 수상했다.

천연물 유래 치료제는 우리 주위에서 쉽게 접할 수 있고, 수백 년 수천 년 동안 사용되어 안정성이 입증됐다는 장점이 있다. 그중에서도 항바이러스 효과를 갖는 천연물을 찾는 노력은 오래도록 계속되어왔다. 하지만 아직 천연물 바이러스 치료제라고 떳떳하게 내놓을 수 있는 물질을 찾기 어려운 것도 현실이다.

1996년 미국의 길리어드사이언스Gilead Sciences가 개발한 인플루엔자 치료제 '타미플루'의 사례를 보자. 신종플루 치료제로도 유명한 타미플루는 중국 토착식물인 팔각회향에 함유된 시킴산shikimic acid으로부터 유래됐다. 하지만 엄밀히 말해서 타미플루를 천연물 항바이러스제라고 하기는 어렵다. 타미플루는 시킴산을 원료로 다단계 화학 합성을 아스피린(왼쪽)과 페니실린(오른쪽)의 구조식. 1897년 독일 바이엘 사의 연구원 펠릭스 호프만이 버드나무 껍질에서 추출한 살리실산으로부터 진통제인 아스피린을 개발했다. 한편, 1928년 영국 생물학자 알렉산더 플레밍이 푸른곰팡이에서 최초의 항생제인 페니실린을 발견했다.

통해 만들어진다. 다만 시킴산을 합성 출발물질로 이용했을 뿐, 시킴산 자체에는 항바이러스 활성이 전혀 없다. 팔각회향을 달여 먹는다고 해도 독감에 대한 치료 및 예방효과를 기대할 수 없다는 의미이다.

한편, 2003년 사스SARS(중증급성호흡기증후군) 유행 당시 독일 프랑크푸르트대 의대 연구진은 감초의 성분인 '글라이시리진glycyrrhizin'이 사스코로나바이러스의 복제를 억제한다는 연구결과를 의학전문지인 《랜싯Lancet》에 보고한 바 있다(Cinatl et al., 2003). 그러나 논문에 대한 큰 반향과 달리, 실제 치료제 개발로 이어지지는 않았다.

코로나19 발생 이후 전 세계 많은 학자들이 항抗사스코로나바이러스-2 활성을 갖는 천연물을 찾기 위해 고군분투하고 있다. 초기연구는 가능성 제시에 그쳤으나, 최근 의미 있는 연구들이 속속 보고되고 있다.

그중 눈에 띄는 것은 스페인 제약회사인 파마마PharmaMar, S. A.가 개발한 '플리티뎁신Plitidepsin'이다. 플리티뎁신은 만두멍게속Aplidium에 속하는 해양생물Aplidium albicans에서 분리한 물질이다. 본래 다발성 골수종multiple myeloma 치료제로 사용됐던 항암제였으나 약물재창출 차원에서 시험해본 결과 코로나19 치료 가능성이 확인됐다. 원숭이 신장세포 VERO에 대한 IC50(코로나바이러스 활성도를 50% 저해하는 약물농도)가 1 nM 이하로 나왔다. 사람 ACE2 수용체를 발현한 쥐 실험에서도 사스 코로나바이러스-2 감염을 현저히 감소시키는 것으로 나타났다(White et al., 2021).

도라지의 플라티코딘 D,
바이러스의 모든 침입 경로 차단

도라지(길경Platycodon grandiflorus)는 한국을 포함한 동아시아 지역에서 전통적으로 사용돼온 천연물 약재이다. 도라지 정과나 구이처럼 우리나라에서는 식용으로도 많이 쓰인다. 인후통, 감기로 인한 기침, 가래, 기관지염 등에 효과가 있는 것으로 널리 알려져 있는데, 이는 도라지 속 플라티코딘 Dplaycodin D라는 성분 덕분이다. 플라티코딘 D는 도라지에 풍부한 트리테르페노이드 사포닌triterpenoid saponins의 일종이다.

기초과학연구원IBS 인지 및 사회성 연구단은 호흡기 질환 치료효과가 있는 플라티코딘 D의 코로나19 치료 효능에 대한 연구를 시작했다. 코로나19 역시 급성 호흡기 질환이기 때문이다. 우선 우리 연구진은 사

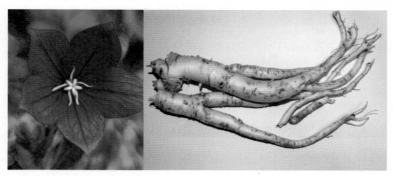

도라지 꽃(왼쪽)과 뿌리(오른쪽).
도라지는 초롱꽃과 도라지 속에 속하는 여러해살이풀로, 길경이라고도 부른다.

스코로나바이러스-2와 꼭 닮은 '가짜 바이러스'를 만들었다. 슈도바이러스라고 부르는 이 유사 바이러스는 사스코로나바이러스-2처럼 스파이크단백질을 발현한다. 살아 있는 바이러스를 연구하려면 생물안전 3등급 연구시설이 필요하지만, 슈도바이러스는 생물안전 2등급 시설에서도 실험이 가능하다. 또한, 슈도바이러스는 사스코로나바이러스-2의 여러 구성 물질 중 세포 내 진입에 관여하는 스파이크단백질만을 가지고 있다. 따라서 바이러스의 진입, 즉 감염 능력만을 선택적으로 측정하기 유리하다.

앞서 생활사를 통해 설명했듯, 사스코로나바이러스-2가 세포 내로 진입하려면 카텝신 혹은 TMPRSS2에 의한 스파이크단백질의 절단과 바이러스-세포 간 막융합이 필요하다. 클로로퀸과 하이드록시클로로퀸이 수많은 임상시험에서 실패한 이유는, 카텝신 활성 저하에는 성공

했지만 TMPRSS2에 의한 진입을 막지 못해서였다(Hoffman et al., 2020). 마찬가지로 TMPRSS2를 타깃한 다른 저해제들 역시 엔도좀을 통해 들어오는 바이러스 감염을 막지 못한다는 태생적 한계가 있다.

우리 연구진은 카텝신과 TMPRSS2에 의한 사스코로나바이러스-2 진입 경로를 세포에서 재현하고자 했다. 이에 사람 폐 세포주H1299에 ACE2 혹은 ACE2+TMPRSS2를 발현시키고, 플라티코딘 D의 감염억제 효과를 분석했다. 그 결과 플라티코딘 D는 2개의 상이한 진입 경로를 모두 효과적으로 억제한다는 사실을 발견했다. 사스코로나바이러스-2가 세포 침투를 위해 어떤 경로를 사용하든 차단해낼 수 있다는 의미이다.

이어 도라지를 주요 성분으로 하는 천연물 의약품과 식품 중에 '용각산'과 '도라지청'을 선택하여 코로나19 치료 효과도 측정했다. 그 결과, 매우 낮은 농도에서도 사스코로나바이러스-2 감염 억제 효과를 관찰했다. 한편, 인삼의 사포닌인 '진세노사이드'와 효능을 비교한 실험에서는 플라티코딘 D만 효과를 보였다. 항사스코로나바이러스-2 효과는 도라지에만 존재하는 사포닌인 플라티코딘 D의 특성이라는 의미이다.

슈도바이러스뿐만 아니라 살아 있는 감염성 사스코로나바이러스-2를 사용한 실험에서도 동일한 결과를 얻었다. 기존 개발 중인 진입억제제(클로로퀸, 카모스타트, 나파모스타트 등)와 비교했을 때 플라티코딘 D만 유일하게 2개의 사스코로나바이러스-2 세포 감염경로를 모두 효과적으로 저해한다는 사실을 재차 확인했다.

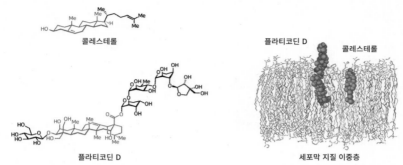

플라티코딘 D가 효과적으로 바이러스의 세포 침입을 차단할 수 있는 주요 요인은 세포막의 주요 구성물질이 콜레스테롤과 유사한 구조를 가졌기 때문이다(왼쪽). 오른쪽은 플라티코딘 D의 세포막상에서의 위치를 예측한 모델링.

그렇다면 왜 플라티코딘 D만 이런 활성을 보이는 걸까. 분석 결과 플라티코딘 D의 중심 구조가 세포막의 주요 구성물질인 콜레스테롤과 매우 유사하기 때문인 것으로 확인됐다. 즉, 콜레스테롤과 똑 닮은 부위에 양쪽으로 길게 당이 붙어 있는 구조라고 생각하면 된다. 세포가 콜로스테롤과 같이 플라티코딘 D을 세포막 안으로 받아들이고 플라티코딘의 긴 당 부위가 세포막 밖으로 돌출되면 이 부분이 바이러스러스 감염의 필수과정인 막융합을 저해하는 것이다.

요컨대 우리 연구진은 **플라티코딘 D가 2개의 바이러스 침입 과정을 모두 막는 새로운 코로나19 치료 후보약물이 될 수 있다는 가능성**을 제시했다. 이는 기존 개발 중인 진입억제 후보약물들의 한계점을 극복한 것이다(Kim et al., 2020).

최근 사스코로나바이러스-2 체내 수용체인 ACE2와 TMPRSS2가

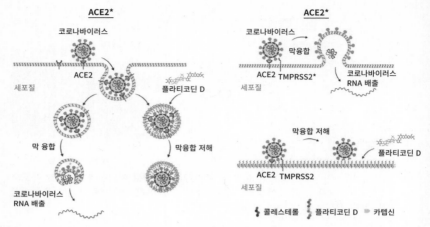

ACE2*

코로나바이러스

ACE2

세포질

플라티코딘 D

막 융합

막융합 저해

코로나바이러스
RNA 배출

ACE2*

코로나바이러스

막융합

ACE2 TMPRSS2*

세포질

코로나바이러스
RNA 배출

막융합 저해

플라티코딘 D

ACE2 TMPRSS2

세포질

콜레스테롤   플라티코딘 D   카텝신

플라티코딘 D가 2개의 상이한 사스코로나바이러스-2 진입 과정을 억제하는 메커니즘. 플라티코딘 D는 인체 세포 세포막에 끼어들어 사스코로나바이러스-2 외피와 엔도좀(왼쪽) 혹은 바이러스와 세포막(오른쪽) 간의 막융합을 저해한다.

폐보다 코를 포함하는 상기도 상피세포에 많이 존재한다는 연구결과들이 발표되었다(Sungnak et al., 2020; Hou et al., 2020). 이들 연구결과는 코로나19 감염 초기 상기도에서 사스코로나바이러스-2의 양viral load이 급속도로 증가하여 후각상실과 무증상 감염을 야기하며, 이후 하기도로 내려가 폐를 감염시킨다는 것을 의미한다. 그렇다면 상기도에서 사스코로나바이러스-2 체내 감염을 저지하면 중증으로 진행 없이 초기에 코로나19를 치료할 수 있다는 의미가 된다.

플라티코딘 D는 일상생활에서 접할 수 있는 식품 및 생약의 주요 성분으로 쉽게 섭취가 가능하다. 아직 세포실험 단계이기에 속단하기는 이르지만, 상기도의 상피세포에 고농도로 투약할 수도 있어 약물로 개발됐을 때 무증상환자나 초기 환자에게 치료 효과를 기대할 수 있을 것이다. 우리 연구진은 현재 동물실험을 준비하고 있다. 동물실험에서도 좋은 결과가 나온다면 우리가 오랫동안 섭취해온 식품 및 생약 성분이기 때문에 임상 시험은 무리 없이 진행될 수 있을 것이다.

그간 선진국의 연구자들을 중심으로 코로나19 백신과 치료제 개발 성과들이 앞다투어 발표됐다. 이는 선진국에 그만큼의 기초연구 성과가 축적되었기에 가능했던 일이다. 그러나 우리나라는 방역에서는 세계적 주목을 받았지만, 이렇다 할 개발 성과를 내지는 못했다. 이번 연구를 계기로 천연물 유래 코로나19 치료제가 우리나라에서 최초로 개발되기를 기대해본다.

참고문헌

· Cinatl et al.. 2003. "Glycyrrhizin, an active component of liquorice roots, and replication of SARS-associated coronavirus," *Lancet*, 14; 361(9374): 2045~2046.
· Hoffmann et al.. 2020. "Chloroquine does not inhibit infection of human lung cells with SARS-CoV-2," *Nature*, 585(7826): 588~590.
· Hou et al.. 2020. "SARS-CoV-2 Reverse Genetics Reveals a Variable Infection Gradient in the Respiratory Tract." *Cell*, 23; 182(2): 429~446.
· Kim et al. 2021. "Platycodin D, a natural component of Platycodon grandiflorum, prevents both lysosome- and TMPRSS2-driven SARS-CoV-2 infection by hindering membrane fusion." *Exp Mol Med*, 53(5): 956~972.
· Sungnak W. et al. 2020. "SARS-CoV-2 entry factors are highly expressed in nasal epithelial cells together with innate immune genes." *Nat Med*, 26(5): 681~687.
· White et al.. 2021. "Plitidepsin has potent preclinical efficacy against SARS-CoV-2 by targeting the host protein eEF1A." *Science*, 2021 Jan 25.

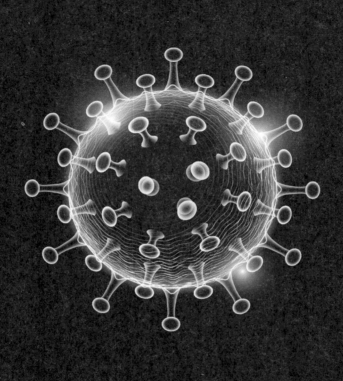

3부

위드 코로나,
전환의 기로에서

15

데이터 분석 기반의 방역정책 수립

작성일
2021년 06월 29일
글
이효정 : 경북대학교 통계학과 교수
권예슬 : 기초과학연구원 커뮤니케이션팀 선임행정원

신종 바이러스의 위협은 인류에게 이제 익숙한 일이 되었다. 최근 우리나라는 사스SARS(중증급성호흡기증후군), 메르스MERS(중동호흡기증후군), 그리고 2020년 발생한 코로나19의 타격까지 받으며 여러 차례 경제적·사회적 어려움을 겪었다.

미지의 바이러스가 나타나면 과학자들은 그 구조와 실체를 분석한다. 바이러스 유전정보 규명이 대표적인 예다. 이를 토대로 제약회사들은 바이러스에 대처할 백신과 치료제를 개발한다. 이렇게 바이러스를 제압할 무기를 만드는 동안, 방역은 국민을 보호하고 피해를 최소화하는 방어막 역할을 한다. 방역에는 정확한 피해 예측 기술도 동반되어야 한다.

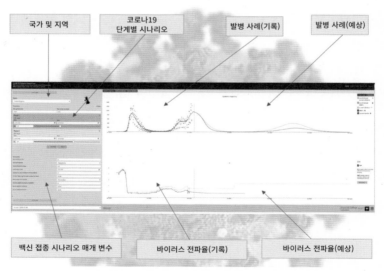

세계보건기구WHO의 감염병 수리모델인 '코비드심CovidSIM.' 영국 임페리얼칼리지 런던 연구팀이 개발했다(세계보건기구 홈페이지 https://www.who.int/).

그래야 의료진 배치, 필요 병상 확보 등의 대책을 세울 수 있기 때문이다.

수학은 이와 같은 방어막 구축에 과학적 근거를 제공한다. 감염 데이터 분석과 감염병 발생 예측 시뮬레이션을 통해 효과적인 방역정책 수립에 기여할 수 있다. 해외 주요국가 역시 수리모델을 코로나19 감염병 확산 차단 및 대응 전략 수립에 활용하고 있다. 미국 질병통제예방센터CDC의 'COVID-19 Surge', 세계보건기구WHO의 'CovidSIM' 등이 대표적이다.

감염병 수리모델의 역사

수리모델은 현실의 문제를 수학적으로 바꿔 풀고, 다시 현실에 적용하여 문제를 해결하는 도구다. 네덜란드 수학자 대니얼 베르누이Daniel Bernoulli가 천연두의 확산을 막기 위해 처음으로 수학을 사용한 것이 시초가 되었다. 1927년에는 영국의 수학자 커맥William Kermack과 맥캔드릭Anderson McKendrick이 제안한 질병구획compartment 중심의 'SIR 모델'이 개발되었다. SIR 모델은 전체 인구를 감염 가능성이 있는 사람Susceptible: S, 감염된 사람Infected: I, 질병에서 회복 또는 사망하여 감염 위험에서 벗어난 집단Recovered: R 등 세 부류로 나눠 감염 유행을 예측한다. 각 개인은 세 구획 중 한 곳에 속해 S → I → R 순서로 이동하는 개념적으로 단순한 모델이다. 이는 질병확산 모델의 모체가 되어 지금까지도 다양하게 활용되고 있다.

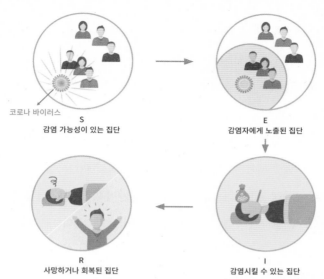

코로나 바이러스

S
감염 가능성이 있는 집단

E
감염자에게 노출된 집단

R
사망하거나 회복된 집단

I
감염시킬 수 있는 집단

전통적인 감염병 예측 수리모델의 구조. 전통적인 수리모델은 주로 감염자와의 접촉을 통한 감염 자체에 초점을 두고 있다.

전통적인 감염병 예측 모델은 주로 감염자와의 접촉을 통한 감염 자체에 초점을 뒀다. 기존 SIR 모델은 감염자에게 노출된 집단Exposed: E을 반영하여 감염자 수의 증감을 추정하는 'SEIR 모델'로 발전했다. 이후 전염병 확산을 막기 위한 치료와 격리 등 행동 변화를 고려한 'SEIQR', 'SEIHR' 모델 연구도 활발하게 이뤄지고 있다.

많은 연구들은 전염병 확산 과정이 결정적으로 움직인다고 가정하고, 상미분 방정식Ordinary Differential Equation: ODE을 이용하여 모델을 개발한다. 반면, 전염병이 확률적으로 확산한다고 가정하여 예측 모델을 개발하는 연구도 진행되고 있다(Choi et al., 2012).

수리모델의 해답, 재생산지수

요컨대 **감염병 예측 수리모델은 감염병 발생 시 감염자 수, 접촉자, 회복 집단 등 각 변수 상황에 적절한 수를 대입해서 감염 인구를 예측하는 방정식**이다. 그렇다면 수리모델이 구하는 해답은 무엇일까. 바로 요즘 뉴스에서 흔히 접할 수 있는 **재생산지수(R 값)**이다.

기초감염재생산수(R_0)는 감염이 없는 집단에서 발생한 첫 감염자가 평균적으로 감염시킬 수 있는 환자 수를 나타낸다. R_0이 1보다 크면 환자 수가 증가하여 감염병이 유행할epidemic 가능성이 있다. 반대로, R_0이 1보다 작으면 이 질병은 집단에서 서서히 소멸된다.

하지만 코로나19처럼 팬데믹이 장기화되는 상황에서는 다른 접근이 필요하다. 즉, R_0보다는 실질감염재생산수Effective reproduction number, R_t를 고려해야 한다. R_t는 일부 면역이 있는 집단이나 방제가 이뤄지는 상황에서, 시간별로 발행한 감염자로 인해 평균적으로 감염되는 환자 수를 나타낸다. R_t는 확산 여부를 판단하는 실질적 지표로, 방역당국의 완화전략 효과의 평가에 활용될 수 있다. 달리 말하면 R_t를 1 이하로 만들기 위한 방역대책 수립이 필요한 것이다.

한국형 코로나19 감염 확산 예측 수리모델 개발

국내 첫 코로나19 확진자는 2020년 1월 20일에 발생했다. 당시 전개

사회적 거리두기	조치 내용
약한 사회적 거리두기WSD	일상적인 수준의 사회 및 경제 활동을 허용 - 학교 출석 제한(온라인 수업 병행) 및 공공기관 운영 인력 30% 감축
약한 사회적 거리두기+WSD+	약한 사회적 거리두기를 진행하며 전염병 통제 조치 강화 - 행사 취소 및 연기, 시설 폐쇄, 근무 시간 및 근무일 단축
중간 사회적 거리두기MSD	의료 시스템의 일반적인 운영을 위해 발병률을 줄임 - 실내 행사 50명, 실외 100명 미만으로 인원 제한 및 무관중 스포츠 경기 운영 - 공공기관 운영 인력 50% 감축 및 학교 출석 제한
강력한 사회적 거리두기SSD	질병의 급속한 확산을 막기 위해 강력한 통제 시행 - 사교 모임 행사 등 모든 유형의 모임 엄격 금지 - 학교 휴교 또는 전면 온라인 수업 시행

사회적 거리두기 수준과 이에 따른 조치 내용. 이창형 UNIST 교수팀은 2월1일부터 6월 15일까지의 기간을 7개로 나눠 연령별 사회적 거리두기 조치가 감염병 확산에 미치는 영향을 분석했다(Choi et al., 2020).

된 굵직한 사건 몇 가지는 다음과 같다. 2월 중순 대구·경북 지역 신천지발 코로나19 대유행, 5월 중순 이태원 클럽발 전국적 감염 확산, 8월 수도권 교회 및 서울 도심 집회에서 촉발된 대유행 등이다. 이 사건들을 국내 연구진의 코로나19 수리모델 연구 결과와 비교하며 살펴보자.

국방과학연구소ADD 연구진은 2020년 1월 20일부터 7월 31일까지의 기간을 5일 간격으로 나눠 코로나19 R_t 값을 구했다(Jung et al., 2020). 그 결과, 2월 15일에 R_t 값이 6.6으로, 5월 중순에 R_t 값이 2 이상으로 나타났다. 각각 신천지 및 이태원 클럽발 대유행이 발생했던 시점에 해당한다. 한편, 숭실대 연구진은 코로나19 확진자 발생 사례가 가장 많았던 서울·경기 및 대구·경북 지역에 대해 R_t 값과 더블링 타임(코로나19 확진자 수가 2배로 느는 데 걸리는 시간)을 분석했다(Shim et al., 2021). 연구결과, 3월 초와 6월 초의 R_t 값은 각각 3.5~4.4로서 3 이상으로 분석됐다. 같은 기간 더블링 타임은 각각 2.8~4.5일, 3.6~10.1일로 나타났다.

수리모델은 확산 추세 예측뿐만 아니라 정부 방역정책 평가에도 쓰일 수 있다. 이창형 울산과학기술원UNIST 교수팀은 2020년 2월 1일부터 6월 15일까지의 서울·경기 지역의 실제 역학 데이터를 이용해 연령에 따른 사회적 거리두기의 효과를 분석했다(Choi et al., 2020). 연구결과로 몇 가지 흥미로운 사실이 드러났다.

우선, 4월 24일까지 사회적 거리두기 강도가 높아져서 R_t 값은 2.1971에서 1보다 훨씬 적은 값까지 대폭 감소한 것이다. 강도 높은 사회적 거리두기가 감염률 감소에 영향을 미친다는 것이다. 한편, 4월 24일에서 5월 6일에 해당하는 5-2기간 동안은 이태원발 코로나19 집단감염이 발생했을 때로, 코로나19 감염 환자 중 20~39세의 행동 변화가 발생했음을 알 수 있다. 이때 R_t 값은 급격히 2.4846까지 올랐다.

사회적 거리두기가 완화되면서 2차 유행이 시작될 무렵인 4월 24일부터 사회적 거리두기 강도를 실제 시행되었던 것과 비교하여 다양한 시나리오에 대해서 연령별 감염환자의 변화를 살펴보았다. 이는 사회적 거리두기의 영향력이 연령대별로 다르고, 젊은 인구보다는 고령인구에게 더 영향력이 크다는 것을 시사한다. 또한, 연구진은 7개 기간

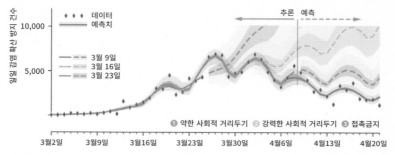

사회적 거리두기 강도에 따른 감염 확산 방지 영향.
독일 막스플랑크 연구소 연구진은 독일의 코로나19 역학 데이터를 활용해 사회적 거리두기 강도에 따른 감염 확산 방지 영향을 분석하고, 그 연구결과를 2020년 7월 국제학술지 《사이언스Science》에 발표했다. 그림 속 실선은 실제 역학 데이터, 점선은 예상치를 나타내며 빨간색, 주황색, 초록색 선은 각각 약한 사회적 거리두기, 강력한 사회적 거리두기, 접촉금지 조치를 나타낸다(Dehning et al, 2020).

모두에서 강력한 사회적 거리두기가 시행되었다면 감염자 수는 44.6% 감소했을 것이라는 예상도 내놓았다. 그러나 모든 기간 약한 사회적 거리두기를 유지했다면, 감염자 수는 지금보다 29.2% 증가했을 것으로 분석했다.

해외에서도 코로나19 완화를 위한 정책 효과 분석 연구들이 진행됐다. 이러한 수리모델 개발에는 인구 규모, 도시 여부와 같은 현지 상황은 물론, 사회적 거리두기, 접촉자 추적 및 마스크 효과 등 비약물적 중재 전략 효과까지 고려됐다(Siraj et al., 2020). 연구진은 새로운 코로나19 확진 사례가 증가 중인 만큼, 감염병 통제를 위해 지속적인 사회적 거리두기 조정과 적극적인 격리 노력이 필요하다고 강조한다(Tariq et al., 2021).

이 밖에도 세계적으로 다양한 수리모델이 개발되고 있다. 코로나19

감염자·사망자 수 예측 및 필요 병상 추정(Booton et al., 2021), 학교 폐쇄 및 사회적 거리두기 강도에 따른 감염자 수 예측(Dehning et al., 2020), 휴대폰 빅데이터를 이용한 인구 이동과 바이러스 전염 관계 추정(Xiong et al., 2020) 등의 연구가 대표적이다.

국내 수학계의 코로나19 예측 활동

국내 수학자들도 수학 모델링을 통해 코로나19 전파 양상 예측 및 정책 제안을 위해 힘을 모으기로 했다. 필자가 속한 국가수리과학연구소와 대한수학회는 지난해 6월 '코로나19 수리모델링 태스크포스^{TF}'를 발족했다. TF의 목표는 학제 간 협력을 통해 정책 수립에 도움이 될 과학적 예측 및 분석을 제시하는 것이다. 출범 후 지난 6월 19일 '수리모델링으로 분석한 코로나19 백신전략' 워크숍까지 모두 7차례의 워크숍을 개최하며 협력 수준을 높이고 있다.

또한 작년 12월부터 매주 금요일 「코로나19 수리모델링 TF 리포트」도 발행하고 있다. 리포트에는 수리모델 및 인공지능^{AI}으로 분석한 전국·시도별 코로나19 확산 예측, 슈퍼 전파 사례 등의 연구 결과가 실린다. 이 리포트는 질병관리청 및 방역당국에 제출되어 방역 정책 수립의 근거자료로도 활용된다.

2021년 6월 25일 기준 전국 R_t 일주일 평균값은 1.07로, 향후 4주간 신규 확진자 발생 증가 추세가 이어질 것으로 예측되었다. 전 세계

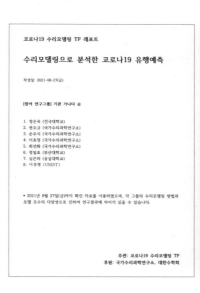

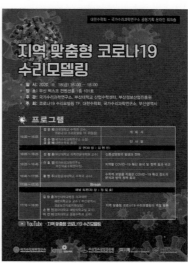

회차	일시	워크숍 주제
1차	2020.07.02	코로나19 선제적 대응을 위한 수리모델 역할
2차	2020.08.14	수리모델을 통한 코로나19 방역정책 분석
3차	2020.09.18	지역 맞춤형 코로나19 수리모델링
4차	2020.10.23	수학으로 맞서는 코로나19 대유행
5차	2020.11.13	코로나19 스페셜 세션Special Session
6차	2020.12.10	부산시와 함께하는 코로나19 수리모델링 워크숍
7차	2021.06.18	수리모델링으로 분석한 코로나19 백신 전략

코로나19 수리모델링 태스크포스가 발간한 '코로나19 수리모델링 TF 리포트'와 코로나19 수리모델링 워크숍 포스터. 2020년부터 지속적으로 워크숍을 진행해오고 있다.

과학자들의 연대와 노력으로 인류는 코로나19와의 싸움에서 점점 승기를 잡아가고 있다. 수학자들의 노력도 코로나19 종식까지 계속될 것이다. R_t 값이 0인 보고서를 작성할 날이 머지않았기를 기대한다.

참고문헌

· Booton, R. D., L. MacGregor, L. Vass, K. L. Looker, C. Hyams, P. D. Bright et al.. 2021. "Estimating the COVID-19 epidemic trajectory and hospital capacity requirements in South West England: a mathematical modelling framework." *BMJ Open*, 11(1): e041536.

· Choi B. and G. A. Rempala, 2012. "Inference for discretely observed stochastic kinetic networks with applications to epidemic modeling." *Biostatistics*, 13: 153~165.

· Choi Y., Kim J. S., Choi H., Lee H. and Lee C. H. 2020. "Assessment of Social Distancing for Controlling COVID-19 in Korea: An Age-Structured Modeling Approach." *International journal of environmental research and public health*, 17(20): 7474.

· Dehning, J., J. Zierenberg, F. P. Spitzner, M. Wibral, J. P. Neto, M. Wilczek et al.. 2020. "Inferring change points in the spread of COVID-19 reveals the effectiveness of interventions." *Science*, 369(6500).

· Hwang N. A., Jeong B. Y., Lim Y. C. and Park J. S. 2007. "Diseases data analysis using sir nonlinear regression model." *Journal of The Korean Data Analysis Society*, 9: 49~59.

· Jeong, J., Kwon H. M,. Hong S. H. and Lee M. K. 2020. "Estimation of Reproduction Number for COVID-19 in Korea." *Journal of the Korean Society for Quality Management*, 48(3): 493~510.

· Lee J. M., Choi D., Cho G. and Kim Y. 2012. "The effect of public health interventions on the spread of influenza among cities." *Journal of theoretical biology*, 293: 131~142.

· Lee S. G., Ko R. Y. and Lee J. H. 2010. "Mathematical modelling of the h1n1 influenza." *Journal of the Korean Society of Mathematical Education Series E*, 24: 887~889.

· Shim, E., A. Tariq, and G. Chowell. 2021. "Spatial variability in reproduction number and doubling time across two waves of the COVID-19 pandemic in South Korea, February to July, 2020." *International Journal of Infectious Diseases*, 102: 1~9.

· Simon, C. M. 2020. "The SIR dynamic model of infectious disease transmission and its analogy with chemical kinetics." *PeerJ Physical Chemistry*, 2, e14.

· Siraj, A., A. Worku, K. Berhane, M. Aregawi, M. Eshetu, A. Mirkuzie et al.. 2020. "Early estimates of COVID-19 infections in small, medium and large population clusters." *BMJ Glob Health*, 5(9): e003055.

· Tariq, A., E. A. Undurraga, C. C. Laborde, K. Vogt-Geisse, R. Luo, R. Rothenberg et al.. 2021. "Transmission dynamics and control of COVID-19 in Chile, March-October, 2020." *PLOS Negl Trop Dis*, 15(1): e0009070.

· Xiong, C., S. Hu, M. Yang, W. Luo, and L. Zhang. 2020. "Mobile device data reveal the dynamics in a positive relationship between human mobility and COVID-19 infections." *Proceedings of the National Academy of Sciences*, 117(44): 27087~27089.

16

팬데믹이 기후에 미친 영향

작성일

2021년 7월 7일

글

이준이 : 기초과학연구원 기후물리 연구단 연구위원

산업혁명 이후 인간 활동의 증가로 이산화탄소 배출량도 꾸준히 증가하고 있다. 하지만 인류가 겪는 글로벌 규모의 위기는 이산화탄소 배출량에도 영향을 미쳤다. 인류는 1973년 1차 석유파동을 시작으로 몇 차례 위기를 겪었는데, 그때마다 연간 이산화탄소 배출량은 약 1~3%씩 감소했다. 그러나 대부분 2~3년 만에 다시 배출 증가 추세로 전환되었다. 1978년 2차 석유파동은 다소 예외적인데, 감소 추세가 이례적으로 약 5년 정도 지속되었다.

코로나19 팬데믹의 여파는 지난 수십 년간 인류가 경험한 위기의 수준을 넘어서고 있다. 2020년 연간 전 세계 이산화탄소 총배출량은 34기가이산화탄소톤^{GtCO_2}으로, 2019년 배출량에 비해 약 7% 감소했다(Quere et al., 2021). 1970년 이래 가장 가파른 감소세이다(아래 그림

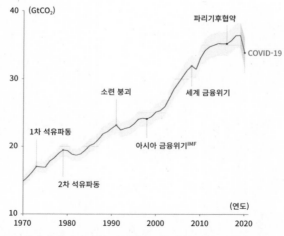

1970년부터 2020년까지 전 세계 연간 이산화탄소 총배출량(Quere et al., 2021).

참조).

그런데 이산화탄소 배출량 감소가 무색하게도, 2020년 연평균 지구 지표 기온 상승값은 관측 시작 이래 두 번째로 높았다. 이는 산업화 이전(1850~1900년) 평균 기온 대비 1.25℃가량 높은 수치다. 또한 관측 이래 가장 가파른 기온 상승값을 보인 2016년(1.26℃)과도 큰 차이가 없다(아래 그림 참조). 코로나19와 무관하게 지표의 기온 상승은 이미 파리 기후협약 온도 억제 기준인 1.5℃에 근접해가고 있다.

대기 중 이산화탄소 농도도 꾸준히 증가 추세다. 하와이 마우나로아 관측소$^{\text{Mauna Loa Observatory}}$에서 측정한 결과에 따르면, 2019년 5월 월평균 대기 중 이산화탄소의 농도는 414.7ppm이었으며, 2020년 5월은 417.31ppm, 2021년 5월은 419.13ppm으로 나타났다(다음 그림 참조).

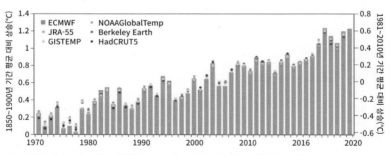

1970년부터 2020년까지 연평균 지구 지표 기온 상승값을 나타낸 그래프.
왼쪽 축은 산업화 이전(1850~1900년) 평균 기온 대비 상승을, 오른쪽 축은 1981~2010년 기간 평균 대비 상승을 나타낸다. 유럽중기예보센터^{ECMWF}의 데이터(적색 막대)를 비롯한 여러 기관(색 점)의 관측 자료를 재분석했다(Copernicus Climate Change Service/ECMWF).

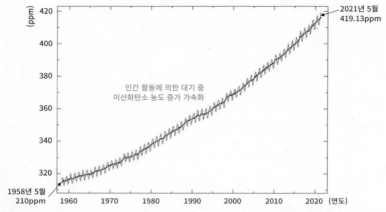

인간 활동에 의한 대기 중
이산화탄소 농도 증가 가속화

2021년 5월
419.13ppm

1958년 5월
210ppm

1958~2021년의 기간 동안 하와이 마우나로아 관측소에서 관측된 월 평균 대기 중 이산화탄소 농도(ppm)(SCRIPPS Institution of Oceanography https://scripps.ucsd.edu/).

산업화 이전 대기 중 이산화탄소 농도(278ppm)에 비해 약 50% 증가한 수치이다.

코로나19 팬데믹은 사회적 거리두기, 국경 봉쇄 등을 통해 인간의 활동을 제한했다. 따라서 인위적 이산화탄소 배출도 자연스럽게 감소했다. 그런데 왜 여전히 대기 중 이산화탄소 농도는 증가하고, 지구온난화는 심화되는 것일까? 인간의 활동 감소가 기후와 환경에 영향을 미치지 않는 것일까? 이 글에서는 코로나19 팬데믹이 기후에 미친 영향을 분석하여 이에 대한 답을 찾고자 한다. 이는 현재 탄소중립에 대한 세계적 관심이 고조되는 때에 기후정책 수립에 대해서도 적절한 시사점을 제공해줄 수 있을 것이다.

인간 활동 위축으로 이산화탄소 및 대기오염물질 배출량 감소

세계보건기구WHO는 2020년 1월 30일 코로나19 에피데믹을, 3월 11일 팬데믹을 선포했다. 사스코로바이러스-2가 아시아는 물론 유럽과 미국 등지까지 퍼진 때였다. 중국은 2020년 1월 23일 우한시를 가장 먼저 봉쇄하고, 뒤이어 대부분 도시에도 봉쇄 조치를 단행했다. 이산화 탄소 배출량이 감소하기 시작한 것도 이때이다. 2020년 1월 말부터 2월까지 이산화탄소 배출이 2019년 동 기간에 비해 약 8% 감소했고, 전 세계 대륙에서 봉쇄가 이뤄진 4월경에는 약 17%가 감소했다(다음 그림 참조). 6월 이후 봉쇄가 약화되면서 감소 경향이 완화됐다. 백신 보급과 함께 세계 경제가 회복하면 배출량은 다시 증가할 것으로 예상된다.

이산화탄소뿐만 아니라 다양한 대기오염물질의 배출도 급감했다. 코로나19로 산업 활동이 위축되고 육상 및 항공 교통량, 전력 생산이 감소했기 때문이다. 질소산화물(NO_x) 배출량이 가장 많이 줄었다. 2020년 4월 기준 질소산화물 배출량은 2019년 대비 약 35% 감소했다. 일산화탄소(CO), 이산화황(SO_2), 블랙카본(BC) 등 대기오염물질도 2020년 4월 기준 약 25~27% 감소했다. 국내도 마찬가지다. 2020년 2~3월 7대 도시 일산화탄소 평균 농도는 0.4929ppm으로 전년도 같은 기간 대비 0.0643ppm 줄었다. 이산화질소 농도는 0.0039ppm, 오존 농도는 0.0016ppm 하락했다.

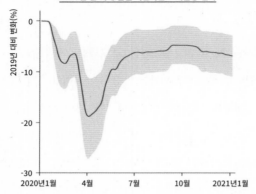

2020년 전 세계 일별 이산화탄소 배출량 변화

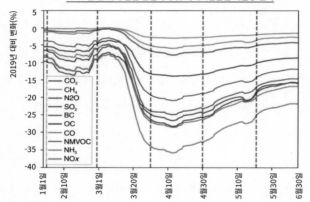

2020년 전 세계 일별 온실기체 및 대기오염물질 배출량 변화

2019년 대비 2020년 1월 1일부터 2020년 12월 31일까지 전 세계 일별 이산화탄소 배출량의 변화(위)와 2020년 1월 1일부터 2020년 6월 30일까지 여러 온실가스 및 대기오염물질의 전 세계 일별 배출량 변화(아래)(Quere et al., 2021; Forster et al., 2020).

대기 중에 장기 체류하는 온실기체와 달리, 질소산화물, 일산화탄소, 이산화황, 블랙카본 등 대기오염물질은 수일에서 수십 년간 단기체류하면서 기후에 영향을 준다. 이 때문에 이를 '단기체류 기후변화 유발물질Short-Lived Climate Forcers: SLCFs'이라 부른다. 단기체류 기후변화 물질은 지구의 기후시스템과 대기 질에 중요한 영향을 미친다. 대기오염물질은 다른 가스 물질들과 결합력이 좋아 대기 중 체류시간이 짧다.

지구 온도 높이는 온실가스
Vs 온도 낮추는 대기오염물질

코로나19 봉쇄에 따른 대기오염물질 배출 감소는 2020년 전 세계 대기질 향상에 크게 기여했다. 독일 연구진에 따르면 팬데믹 이후 2020년 초미세먼지(PM2.5) 농도는 2019년 대비 10~33% 감소한 것으로 나타났다. 광화학 스모그 주요 유발물질인 이산화질소(NO_2) 농도 역시 약 13~48% 감소했다. 반면, 일산화질소 배출 감소에 의한 화학적 작용으로 지표면 오존(O_3) 농도는 0%에서 4%로 다소 증가했다 (Gkatzelis et al., 2021). 오존은 여러 오염물질이 복잡한 반응을 거쳐 생성되며 대기 중 이산화질소와 일산화질소 농도의 비가 생성 효율을 결정한다. 일산화질소가 이산화질소보다 더 많이 감소하면 오존 농도가 증가할 수 있다고 알려져 있다(Jacob, 1999). 오존 증가를 제외하고는 코로나19에 따른 전 세계적 봉쇄가 전반적인 대기 환경 개선에 긍정적인 영향을 미쳤다고 평가할 수 있다.

그렇다면 코로나19 봉쇄정책이 기후에도 영향을 미쳤을까? 온실가스 및 대기오염물질이 기후를 변화시키려면 '복사강제력'을 발생시킬 수 있을 만한 배출량 변화가 있어야 한다. 복사강제력은 평형 상태 대비 지구로 입사되는 복사에너지와 지구 밖으로 방출되는 복사에너지의 순변화로 정의된다. 지구로 입사되는 에너지가 방출량보다 더 클 때 '양(+)의 복사강제력'이 발생하며 지구 온도가 상승하고, 반대로 복사강제력이 음(-)이면 지표면 온도가 하강한다. 일반적으로 이산화탄소 등 온실가스 배출이 증가하면 지구복사에너지가 대기에 더 많이 흡수되고 밖으로 방출되는 양이 감소한다. 이에 따라 양의 복사강제력이 발생하며 지구의 온도가 올라간다. 반면, 황산화물 등 대기오염물질이 대기 중에 증가하면 입사하는 태양복사에너지를 더 많이 반사시켜 방출에너지가 더 커진다. 이는 음의 복사강제력을 발생시켜 온실가스에 의한 지구 온도 상승을 일부 상쇄한다.

미국 국립대기연구센터NCAR에 따르면 2020년 봄에 2019년 대비 온실가스 배출량이 감소하며 음의 복사강제력이 발생한 반면, 이산화황 등 대기오염 물질 배출 감소는 양의 복사강제력을 발생시켰다 (Gettelman et al., 2021). 다만, 후자의 영향력이 더 커서 종합적으로 약 $0.29W/m^2$의 양의 복사 강제력이 발생했다. 이는 지구의 온도를 약 0.003℃ 높인 것으로 평가됐다.

요컨대 2020년 세계적 봉쇄에 의한 배출량 감소가 기후에 미친 영

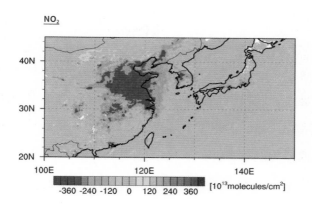

NO₂

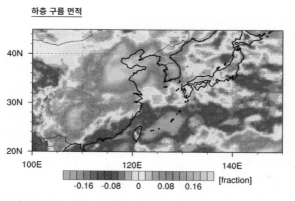

하층 구름 면적

2018~2019년 2월 평균 대비 2020년 2월 NO₂ 변화량(위) 및 2016~2019년 2월 평균 대비 2020년 2월 하층 구름 면적 변화량(아래). NO₂는 TROPOMI 위성 자료를, 하층 구름 면적은 유럽중기예보센터 재분석 자료를 이용하였다(Lee et al., 2021).

향은 매우 적다는 의미이다. 다만, 지역적 날씨 변화에는 상당한 영향을 주었다는 연구결과들은 있다. 필자가 속한 기초과학연구원IBS 기후물리 연구단도 봉쇄에 따른 대기오염물질 배출 감소가 동아시아 기후에 영향을 미쳤는지에 대해 연구하였다(Lee et al., 2021). 인공위성 관측과 재분석 자료는 2020년 2월 중국 전역에서 NO_2를 비롯한 대기오염물질이 많이 감소했으며, 이 시기 우리나라를 포함하는 동아시아 전역에서 하층 구름양이 증가했음을 보이고 있다(앞 그림 참조). 슈퍼컴퓨터 수치 모델 실험을 통해서 본 연구는 인위적 대기오염물질 감소가 대기 하층 온도 상승(에어로졸 직접 복사강제력 효과)와 온난습윤 공기의 이류를 초래했으며, 이에 따라 중국과 우리나라 지역 하층 습윤 공기량 및 구름양이 증가되었다는 것을 증명하였다.

탄소중립에 대한 시사점은?

이렇듯 코로나19로 이산화탄소 배출이 일시적으로 억제됐지만, 그럼에도 대기 중 이산화탄소 농도는 지속적으로 증가하고 있다. 이산화탄소 대기 중 체류 시간은 5~200년에 이른다. 인위적 이산화탄소 배출과 흡수가 0에 이를 때까지, 즉 탄소중립을 이루기 전까지는 대기 중 이산화탄소 농도는 계속 증가할 수밖에 없다.

1850년부터 2018년까지 인류는 총 $2,363GtCO_2$가량의 이산화탄소를 배출했다(Friedlingstein et al., 2019). 이 중 68%는 화석연료 사용

으로, 32%는 개간, 건축, 벌목 등 토지이용으로 배출됐다. 이렇게 배출된 이산화탄소의 30%는 지면에, 25%는 해양에 흡수되었다. 남은 40%가량이 대기 중에 남아 이산화탄소 농도를 높였다. 지구 온도 상승은 일시적인 이산화탄소 배출에 반응하는 것이 아니라, 이산화탄소 누적 배출량에 비례한다. 탄소중립을 이루기 전까지는 지구 온도 역시 지속적으로 상승하게 될 것이다.

2018년 10월 송도에서 승인된 「기후변화에 관한 정부간협의체IPCC 1.5℃ 지구 온난화 특별보고서」는 많은 것을 시사한다. 보고서에 따르면, 파리기후협약에 따라 지구 온도 상승을 산업화 대비 1.5℃ 이하로 억제하려면 2020년부터 전 세계 탄소 배출 상승 추세를 감소세로 전환해야 한다. 또한 2030년 인위적 이산화탄소 순배출량은 2010년 대비 최소 45% 감축해야 하며 2050년에 탄소중립을 이루어야 한다.

2020년 우리는 코로나19 팬데믹으로 의도치 않게 $2.6GtCO_2$의 이산화탄소 배출을 감축했다. 2050년 탄소중립 목표를 이루려면 매년 전년 대비 $1{\sim}2GtCO_2$의 배출을 감소시켜야 한다는 계산이 나온다. 1년이 넘는 인류적 재앙과 경제활동 위축을 겪었음에도 갈 길이 아직 먼 것이다. 코로나19 팬데믹은 우리에게 지속 가능한 미래를 위해서 어느 정도의 사회·경제적 노력이 필요한지를 간접적으로 보여준다.

참고문헌

· Friedlingstein, P. et al.. 2019. "Global carbon budget 2019. Earth Syst." *Sci. Data,* 1: 1783~1838.
· Foster P. M. et al.. 2021. "Current and future global climate impacts resulting from COVID-19." *Nature Climate Change,* 10: 913-919.
· Gettelman, A. et al.. 2021. "Climate impacts of COVID-19 induced emission changes." *Geophysical Research Letters,* 48, e2020GL091805. Doi: https://doi.org/10.1029/2020GL091805.
· Gkatzelis, G. I. et al.. 2021. "The global impacts of COVID-19 lockdowns on urban air pollution: A critical review and recommendations." *Elem Sci Anth,* 9: 1. Doi: https://doi.org/10.1525/elementa.2021.00176.
· IPCC. 2018. "Summary for Policymakers. In: Global warming of 1.5oC." World Meteorological organization, Geneva, Switzerland, 32pp.
· Jacob, D. J.. 1999. *Introduction to Atmospheric Chemistry,* Princeton University Press.
· Lee, S.-S. et al., 2021. "East Asian climate response to COVID-19 lockdown measures in China." *Scientific Reports,* 11: 16852.
· Quere, C. L. et al.. 2021. "Fossil CO_2 emissions in the post-COVID-19 era." *Nature Climate Change,* 11: 197~199.

17

정신건강을 위한 '마음 방역'의 필요성

작성일
2021년 5월 27일
글
이보영 : 기초과학연구원 인지 및 사회성 연구단 연구위원

코로나19 감염 두려움 때문에 딸의 결혼식에서 받은 축의금을 아버지가 모두 세탁기에 돌렸다는 기사를 읽은 적 있다. 아버지의 '돈 세탁'이 황당하게 들릴 수도 있을 것이다. 그러나 계속되는 사회적 거리두기와 주변인의 확진 소식 속에서 정신적 피로가 많이 쌓였을 것이라고 이해되기도 한다. 이렇듯 코로나19는 신체뿐만 아니라 정신도 해치는 원인이 될 수 있다.

필자는 오랫동안 외상 후 스트레스 장애Post-Traumatic Stress Disorder: PTSD 동물 모델을 이용해 공포기억의 생성과 억제를 주제로 연구해왔다. 트라우마라고도 부르는 PTSD는 자연 재해, 사고, 전쟁 등 심각한 외상적 사건을 경험했거나 목격한 후 발생하는 정신질환이다. 외상적 사건을 경험한 4명 중 1명 정도는 현저한 건강 및 사회적 기능 장애를 보인다는 통계가 있다. 사건에 노출되면 즉각 스트레스 반응이 나타나지만, 대부분 시간이 지나며 증상이 완화된다. 이 중 소수만이 증상이 장기 지속되는 장애로 발전한다.

2018년 7개국(미국, 독일, 프랑스, 이탈리아, 스페인, 영국, 일본)의 PTSD 발병 현황과 향후 전망을 분석한 연구는 시사하는 바가 크다. 이에 따르면 매년 PTSD 발병률은 지속 증가해왔으며, 이 추세는 앞으로도 계속될 것이 예상된다(다음 그림 참조). 코로나19 이전에도 PTSD로 고통받는 사람들이 꾸준히 늘고 있었다는 의미이다.

감염병과 PTSD의 상관관계는 이미 사실로 밝혀졌다. 실제로 2003년 사스SARS(중증급성호흡기증후군)와 2015년 메르스MERS(중동호흡

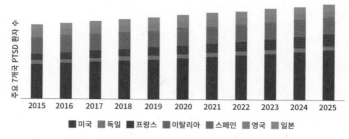

2015~2025년 주요 7개국 PTSD 환자 수 및 기대 환자 수
(마케터스미디어 https://marketersmedia.com/post-traumatic-stress-disorder-ptsd-
market-insightsepidemiology-and-market-forecast-till-2023/246267).

기증후군)가 발발했을 때도 감염 후 회복한 환자들과 의료진에게서
PTSD 증상이 나타났다(Rogers et al., 2020). 홍콩 유나이티드크리스천
병원 연구진은 2003년 사스에 감염됐던 환자들의 정신건강을 30개월
간 추적 관찰했다. 사례 수는 적지만, 90명의 감염자 중 58.9%가 30개
월이 지난 시점에도 정신질환을 앓고 있는 것으로 나타났다. 특히
25.6%는 PTSD를, 15.6%는 우울증을 앓았다(Mak et al., 2009). 바이러
스 감염이 정신질환까지 유발할 수 있음을 시사한다.

코로나바이러스가 유발한 전염병에서 회복한 환자들의 정신건강
상태를 분석하기 위한 연구 또한 많이 진행되었다. 감염병 회복 후
3~46개월 뒤까지 정신건강을 분석한 연구를 종합한 결과, 사스코로나
바이러스와 메르스코로나바이러스로 인한 질병에서 회복한 환자들의
14.8%가 불안감을, 14.9%가 우울증을, 32.2%가 외상 후 스트레스장애
를 겪는 것으로 확인되었다(Rogers et al., 2020).

코로나19 이후 PTSD 환자가 증가했을까

앞서 언급한 사스와 메르스는 모두 발병 1년 이내에 상황이 종료됐다. 하지만 코로나19는 2019년 12월 발병 후 현재까지 종식의 기미가 보이지 않는다. 빠른 속도로 백신이 개발 및 보급됐지만, 여전히 코로나19로 인한 전 세계 일일 사망자의 수는 1만 353명(2021. 7.30 기준)이다. 코로나19 팬데믹의 장기화로 발생하는 정신질환은 다른 전염병보다 더 심각할 수밖에 없다.

이탈리아 약리학연구소[IRCCS] 연구진은 코로나19 감염 후 산 라파엘레 병원에서 치료를 마친 환자 402명의 정신질환을 1개월간 추적 검사했다. 그 결과, PTSD 증상을 보인 환자가 28%, 우울증 증상을 가진 환자가 31%로 나타났다. 불안감과 불면증을 호소하는 환자도 각각 42%, 40%에 달했다(Mazza et al., 2020).

국내 연구의 결론도 유사하다. 서울대병원 연구진은 코로나19 환자 10명의 정신질환을 회복 1개월 뒤에 조사하여 대한의학회 학술지[JKMS]에 투고했다. 그 결과, 치료 기간 동안 우울증이 있던 경우가 50%, 회복 1개월이 지난 시점까지도 우울증과 PTSD를 겪는 경우가 10%였다. 특히 코로나19 '감염 이력' 때문에 이웃으로부터 차별을 당할까 봐 걱정된다고 답한 사례도 40%로 나타났다(Park et al., 2020). 이 같은 국내외 연구결과들은 많은 환자들이 육체적 회복 후에도 정신적 후유증을 겪고 있음을 보여준다.

의료 종사자의 PTSD는 더 심각

PTSD에 고통 받는 것은 환자뿐만이 아니다. 노르웨이 오슬로대 연구진은 코로나19 팬데믹 동안 의료 종사자들의 PTSD 발병률(28.9%)이 환자보다도 더 높으며, 특히 코로나19 환자 치료를 직접 담당하는 이들의 발병률이 가장 높다는 연구결과를 발표했다(Johnson et al., 2020). 의료진 중에서도 간호사들이 더 정신과적 증상이 심하고 수면의 질도 나쁘다는 연구결과(Kwon et al., 2020)도 있다. 조선대 연구진은 격리병동을 운영하는 국내 세 곳의 종합병원에서 근무하는 간호사 300명을 대상으로 연구한 결과, 이 중 36.7%가 PTSD 발병 위험 수준에 있는 것으로 나타났다(Moon et al., 2021).

더 큰 문제는 PTSD가 환자와 의료 종사자들을 넘어 주변인들에게까지 번진다는 것이다. 중국 연구진은 소수 확진자와 다수 일반인을 포함해 총 2,091명을 대상으로 정신건강 상태를 측정했다. 그 결과, 여성과 감염 위험이 높은 사람(밀접접촉자, 코로나19 유행 지역에 거주하거나 방문한 사람) 그리고 수면 장애를 겪는 사람이 PTSD 발병과 높은 연관이 있는 것으로 나타났다(Sun et al., 2021).

다음 그림에서 보듯, 연구진은 PCL-5 점수를 통해 PTSD의 중증 정도를 분석했다. PCL-5는 PTSD Checklist for DSM-5의 약자로, PTSD 증상을 측정하기 위한 20문항 자기보고 설문지를 의미한다. 분석 결과, 설문조사가 시행되기 2주 이내에 코로나19 유행 지역인 우한

코로나19 유행 지역 방문 여부

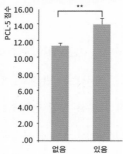
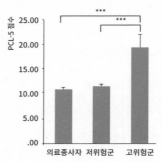

코로나19 유행 지역에 방문한 사람은 그렇지 않은 사람보다 PTSD를 더 크게 겪었다(왼쪽). 그룹별로는 코로나19 환자나 밀접접촉자와 접촉한 감염 고위험군이 의료종사자나 저위험군보다 PTSD 증상이 심한 것으로 나타났다(오른쪽)(Sun et al., 2021).

을 방문하거나 방문자와 접촉한 사람의 PTSD 위험이 높은 것으로 나타났다. 코로나19 확진자나 밀접접촉자와 접촉한 감염 고위험군은 상대적으로 PTSD 중증도가 확연히 높았다. 이는 일반인들도 코로나19로 인한 PTSD를 겪을 수 있으며, 밀접 접촉 등으로 감염 위험이 높아졌을 때는 PTSD 증상도 더 심해짐을 보여준다. '나도 코로나19에 감염될 수 있다'라는 우려가 심각해지면 정신적 질환으로 이어질 수 있다는 의미이다.

그렇다면 사스코로나바이러스-2가 어떻게 정신질환까지 영향을 미치는 것일까. 이탈리아 연구진은 최근 PTSD 발병 요인을 분석한 연구 결과를 발표했다(Forte et al., 2020). 이에 따르면 •사망 위협에 직면 •의료종사자의 경우 과로와 무력감을 경험 •감염 위험과 관련된 두려움을 경험 •사회적 거리두기, 격리 등 제한적 조치 •미디어 정보에 과다 노출 등이 PTSD에 직접적인 영향을 미칠 수 있음이 나타났다. 인도 뱅구르 신경과학연구소 연구진의 결론도 유사하다(Dubey et al., 2020). 환자, 의료진, 보호자들은 물론 질병에 대처하기 위한 정부의 규제, 경제활동 제한, 사회적 거리두기, 인포데믹infodemic 등이 직·간접적으로 PTSD에 영향을 미치는 것으로 확인됐다.

PTSD는 어떻게 치료할 수 있나

미국 국립PTSD센터National Center for PTSD의 통계에 따르면, 미국 인구 중 살아가면서 PTSD 진단을 받는 경우가 7% 정도이다. PTSD 발병률은 매년 증가하는 추세이며, 앞서 살펴본 연구들처럼 코로나19와 같은 팬데믹 상황에서는 높게는 30% 이상이 PTSD 증상을 보이기도 한다. 세계적으로 치료제 개발이 진행 중이나, 코로나19 팬데믹으로 인해 더욱 적극적인 시도가 필요함을 깨닫게 되었다.

PTSD는 크게 두 가지 방법으로 치료한다. 심리치료와 약물치료다. 가장 널리 사용되는 심리치료에는 장시간 노출Prolonged Exposure, 인지처리요법Cognitive Processing Therapy, 안구 운동 둔감화 및 재처리Eye Movement Desensitization and Reprocessing: EMDR와 같은 방식이 있다. 필자가 속한 기초과학연구원IBS 인지 및 사회성 연구단은 EMDR 치료요법의 효과를 세계 최초로 동물실험으로 입증하고, 관련된 새로운 뇌 회로를 발견한 성과를 2019년 《네이처Nature》에 보고한 바 있다(Baek et al., 2019).

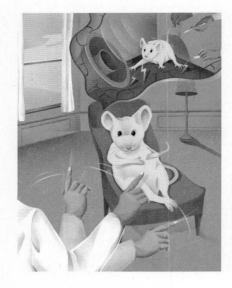

기초과학연구원 인지 및 사회성 연구단은 경험적으로 확인된 심리치료 기법인 EMDR의 치료 효과를 동물실험으로 입증하며, PTSD 치료법의 과학적 원리를 규명했다. EMDR은 좌우로 반복해서 움직이는 빛이나 소리 자극을 이용해 정신적 외상을 치료하는 요법이다.

필자의 연구팀은 PTSD 치료 약물도 찾고 있다. 현재는 PTSD에 우울증 치료제가 사용되는데, 효과가 나오기까지 2주에서 1개월 이상 걸린다는 한계가 있다(Li et al., 2020). 따라서 빠르게 작용할 수 있는 새로운 약물을 찾는 연구를 시작했다. 신경세포 활성에 중요한 NMDA 수용체 활성을 조절하는 약물의 투여 결과, 1시간 만에 PTSD 모델 생쥐의 공포기억 소멸이 촉진되었다. 이 연구는 아직 임상 2단계에 있지만, 계획대로 진행된다면 PTSD의 완전한 치료에 기여할 수 있을 것이다.

코로나19 인포포비아infophobia라는 신조어가 있다. 그만큼 미디어를 통해 접하는 심각한 코로나19 상황은 사람들의 공포심을 자극하고 심리상태에 악영향을 미친다. 많은 과학자들이 PTSD의 치료제 개발에

노력하고 있지만, 직접적인 치료제는 아직 개발되지 않았다. 코로나19
는 언젠가 종식되겠지만 PTSD와 같은 마음의 상처는 훨씬 더 깊고 오
래 남을 수 있다. 지금까지는 방역과 치료에만 전념했다면, 앞으로는
정신질환에도 관심을 갖고 대처해야 한다. 필자를 비롯한 과학자들의
연구가 코로나19 '마음 방역'에 일조하기를 바란다.

참고문헌

· American Psychiatric Association. 2013. *Diagnostic and Statistical Manual of Mental Disorders(DSM-5®)*. American Psychiatric Pub; Washington, DC, USA.

· Baek J., Lee S., Cho T., Kim S. W., Kim M., Yoon Y., Kim K. K., Byun J., Kim S. J., Jeong J. and Shin H. S. 2019. "Neural circuits underlying a psychotherapeutic regimen for fear disorders," *Nature*, 566: 339~343.

· Dubey S., P. Biswas, R. Ghosh, S. Chatterjee, M. J. Dubey, D. Chatterjee, D. Lahiri and C. J. Lavieh. 2020. "Psychosocial impact of COVID-19," *Diabetes Metab Syndr*, 14: 779~788.

· Forte G., F. Favieri, R. Tambelli and M. Casagrande. 2020. "COVID-19 Pandemic in the Italian Population: Validation of a Post-Traumatic Stress Disorder Questionnaire and Prevalence of PTSD Symptomatology," *Int J Environ Res Public Health*, 17: 4151.

· Johnson, S. U., O. V, Ebrahimi and A. Hoffart. 2020. "PTSD symptoms among health workers and public service providers during the COVID-19 outbreak." *PLoS ONE*, 15: e0241032.

· Kwon D. H., Hwang J., Cho Y. W., Song M. L. and Kim K. T. 2020. "The Mental Health and Sleep Quality of the Medical Staff at a Hub-Hospital against COVID-19 in South Korea." *J Sleep Med*, 17: 93~97.

· Li N., Lee B., Liu R. J., M. Banasr, J. M. Dwyer, M. Iwata, Li X. Y., G. Aghajanian and R. S. Duman. 2010. "mTOR-dependent synapse formation underlies the rapid antidepressant effects of NMDA antagonists." *Science*, 32: 959~964.

· Mak I., W. C, C. M. Chu, P. C. Pan, M. G. C. Yiu and V. L. Chan. 2009. "Long-term psychiatric morbidities among SARS survivors." *Gen Hosp Psychiatry*, 31: 318~326.

· Mazza M. G., R. D. Lorenzo, C. Conte, S. Poletti, B. Vai, I. Bollettini, E, M. T. Melloni, R. Furlan, Fabio Ciceri and R, Rovere-Querini. 2020. "COVID-19 BioB Outpatient Clinic Study group; Benedetti F (2020) Anxiety and depression in COVID-19 survivors: Role of inflammatory and clinical predictors." *Brain Behav Immun*, 89: 594~600.

· Moon D,, Han M. A., Park J. and Ryu S. Y.. 2021. "Post-traumatic Stress and Related Factors Among Hospital Nurses during the COVID-19 Outbreak in Korea." *Psychiatric Quarterly*, Published online, https://doi.org/10.1007/s11126-021-09915-w.

· Park H. Y, Jung J., Park H. Y., Lee S. H., Kim E. S., Kim H. B. and Song K. 2020. "Psychological Consequences of Survivors of COVID-19 Pneumonia 1 Month after Discharge." *J. Korean Med Sci*, 35: e409.

· Rogers J. P., E. Chesney, D. Oliver, T. A. Pollak, P. McGuire, P. Fusar-Poli, M. S. Zandi, G. Lewis and A. S. David. 2020. "Psychiatric and neuropsychiatric presentations associated with severe coronavirus infections: a systematic review and meta-analysis with comparison to the COVID-19 pandemic." *Lancet Psychiatry*, Published Online, https://doi.org/10.1016/S2215-0366(20)30203-0.

· Sun L., Z. Sun, L. Wu, Z. Zhu, F. Zhang. Z. Shang, Y. Jia, J. Gu, Y. Zhou, Y. Wang. N. Liu and W. Liu. 2021. "Prevalence and risk factors for acute posttraumatic stress disorder during the COVID-19 outbreak," *Journal of Affective Disorders*, 28:, 123~129.

18

인포데믹에 맞서는 국제사회

작성일
2021년 8월 18일
글
차미영 : 기초과학연구원 수리 및 계산 과학 연구단 데이터 사이언스 그룹 CI

팬데믹에서 허위정보는 바이러스만큼이나 전염성이 크다. 인터넷을 통해 순식간에 퍼지며 개인과 집단에 잘못된 인식을 퍼뜨려 피해를 낳는다. 최근 연구는 코로나19 허위정보에 빈번히 노출될수록 정부 방역 지침을 불신하거나, 백신 접종을 주저 혹은 거부할 가능성도 커짐을 보여준다(Loomba et al., 2021). 이러한 허위정보를 이미 믿기 시작한 이들에게는 팩트체크의 효과도 없었다(Singh et al., 2021). 허위정보 전파가 생각보다 더 큰 사회 문제가 될 수 있다는 의미이다.

특히 온라인 정보의 생성 속도가 팩트체크보다 훨씬 빨라 허위정보 관리가 더욱 어렵다. 게다가 허위정보의 양상도 다양해졌다. 진실이 반쯤 섞이거나 정치적 이해관계를 반영하여 진실 판단이 어려운 경우가 많아졌다. 사스코로나바이러스-2의 기원에 대한 루머가 그 예다. 또한 팩트체크가 늦어지거나 명확한 결론 도출이 어렵다면, 루머는 더욱 기승을 부린다.

코로나19를 계기로 인포데믹에 대처하는 위험커뮤니케이션risk communications 패러다임에도 큰 변화가 생겼다. 이 글에서는 2021년 5월 세계보건기구WHO가 주최한 '제4회 인포데믹 대처 학술대회'에 소개된 내용을 중심으로 이러한 패러다임 변화를 짚어보고자 한다.

정부와 국제기구가 SNS에 등장하다

가장 큰 패러다임 변화는 정부와 국제기구가 인터넷 여론에 귀를 기울이기 시작했다는 점이다. 이러한 시도를 '소셜리스닝social listening'이라고 부른다. 과거에는 인터넷상의 담화가 편향적이어서 대표성을 가지지 못한다는 인식이 있었다. H1N1 신종플루 혹은 후쿠시마 원전 사고와 같은 국제적 위기상황이 그랬다. 당시 정부 및 전문기관들은 전통매체를 통한 정보 전달 혹은 오프라인 캠페인에 집중했다. 소셜미디어에서 주요 정부 부처 및 기관의 계정을 찾기란 쉽지 않았다.

그러나 코로나19 팬데믹은 달랐다. **소셜미디어가 정부 부처 혹은 공신력 있는 국제기구의 캠페인 채널로 활용됐다.** 그뿐만 아니라 정보 감시Infoveillance(정보Information와 감시Surveillance의 합성어)(Eysenbach, 2009)도 이뤄졌다. 인공지능을 통한 실시간 토픽 및 정보 전파 양상 분석도 이루어지고 있다.

그 대표적인 사례가 WHO의 EARSEarly AI-supported Response with Social listening 프로그램이다. 이는 소셜 플랫폼에서 발생한 코로나19 데이터를 수집하여 국가별 시민들의 담화를 모니터링한다. 가령, 치명률이 높은 람다 변이가 페루에서 전파되면서 백신 수급에 대한 언급이 급증했음을 WHO 데이터가 보여준다. 더불어 기존 리포트에서 허위정보 피해 취약층으로 알려진 흑인, 젊은 층, 저소득층을 비롯한 특정 인종이나 지역에서 백신에 대한 어떤 우려를 하는지도 알 수 있다.

허위정보 선별과 대응의 수위 조절

과거에는 팩트체크가 쉽지 않아 허위정보 대응이 더딘 편이었다. 그래서 이번 코로나19에서는 대응해야 할 허위정보를 선별하는 전략이 도입되었다. 유니세프^{UNICEF}가 주도하는 백신수요관측소^{Vaccine Demand Observatory}는 백신 관련 정보 전달과 대중의 인식 조사도 중요하다는 취지에서 만들어졌다. 이곳에서 배포한 백신 오정보 관리 현장 가이드^{Vaccine Misinformation Management Field Guide}는 모든 정보 위기에 대응하지 말라고 알려준다.

이 매뉴얼은 시급성과 위험성에 따라 긴급 대응 필요 정보를 3단계로 분류 및 선별한다.

1단계는 '**무시**^{ignore}'다. 담화가 위험성이 낮고 일부 지역에만 전파된 경우다. 이때는 기존 소통에 집중하라고 권고한다. **2단계**는 '**주의 관찰**^{passive response}'이다. 허위정보 확산이 커지며 백신 접종에 주저하는 상황으로 이어지는 경우다. 이때는 자주 묻는 질문^{FAQ}을 업데이트하여 질문에 명확한 답변을 하면 된다. 최근 미국 기업들이 근무자의 백신 접종 증명서 제출을 의무화하고 프랑스에서도 카페와 열차에서 같은 정책을 시행했는데, 이에 대해 '개인의 자유를 침해한다'라는 목소리가 커졌다. 이 담화는 2단계 주의 관찰로 분류되었다.

3단계는 '**즉각 대응**^{direct response}'이다. 온라인 담화가 광범위하게 확산되어 백신 거부로 이어지는 경우다. 이때 공공기관은 즉각 해당 내

해당 정보의 주제를 어떻게 분류 가능한가?			
즉각 대응	주의 관찰	무시	긍정 감성
▪ 백신 거부로 이어질 가능성, 광범위한 확산 규모	▪ 백신 주제로 이어질 가능성, 보통 정도의 확산 규모	▪ 백신 신뢰도에 영향이 적은 약간의 우려, 적은 규모의 확산	▪ 백신 신뢰도를 높일 가능성, 다양한 확산 규모

해당 정보는 시간에 따라 어느 정도의 관심을 받았는가?		
증가	유지	감소
정보량이 빠르게 증가하는 경우	정보량이 비슷한 수준을 지속하는 경우	정보량이 줄고 있으며 추가 활동이 부재한 경우

백신 오정보 관리 현장 가이드.

용에 대한 설명문을 제공하고, 이를 이해하기 쉬운 인프그래픽으로 제작·배포해야 한다. 또 SNS 인플루언서를 동원하는 등 적극적 정보 수정이 이뤄진다. 일례로, '백신을 맞은 지인이 코로나19에 감염되었다'라는 온라인상에서의 돌파 감염 관련 언급은 최근 3단계로 분류되었다. 이는 세계적으로 빠르게 퍼지며, 백신 효과에 대한 의구심을 유발하고, 백신 거부 운동의 근거로 이용되었기 때문이다.

이처럼 소셜리스닝은 국제적 위기상황에서 허위정보에 대응하도록 돕는다. 기초과학연구원[IBS] 데이터 사이언스 그룹은 소셜리스닝의 일환으로 '루머를 앞선 캠페인Facts Before Rumors'을 진행한 바 있다(Cha et al., 2021; 차미영, 2020). 연구팀은 팬데믹이 시작되던 2020년 초 사스코로나바이러스-2가 속도 차를 두고 각국으로 확산하듯, 허위정보 역시 '순회공연'처럼 여러 나라로 퍼진다는 점에 주목했다. 먼저 발병한 중국과 한국에서 팩트체크가 완료된 허위정보를 분류해 인포그래픽을 제작했고, 이를 20개 언어로 번역해 세계 151개국의 5만여 명에게 전달했다. 이 성과도 소셜리스닝 우수 사례로서 세계보건기구의 초대를 받아 이번 학술대회에서 발표되었다.

우리나라와 달리 미국 질병통제예방센터Center for Disease Control & Prevention는 12세 이상에 백신 접종을 권장한다. 이미 청소년 백신 접종 관련 안전성 논란이 퍼졌었고, 이에 대응한 경험이 있다. 머지않아 한국에서도 청소년 백신 접종이 시작되면 비슷한 일이 일어날 것이다. 이 지점에서 '루머를 앞선 팩트' 캠페인의 교훈을 상기할 필요가 있다. 즉, 백신 접종 관련 팩트체크가 완료된 허위정보를 국내는 물론 백신 접종이 늦어진 나라에 알리는 것이다. 그러면 허위정보 확산을 미리 선제적으로 차단할 수 있다.

네트워크 집단의 연결구조 분석을 통한 위기 예측

네트워크를 기반으로 백신 거부 움직임을 살펴보려는 시도도 있다 (Johnson et al., 2020). 미국 조지워싱턴대 연구진은 인터넷 사용자들의 공통 관심사로 엮인 '페이스북 페이지'와 같은 네트워크 데이터를 수집 및 분석했다.

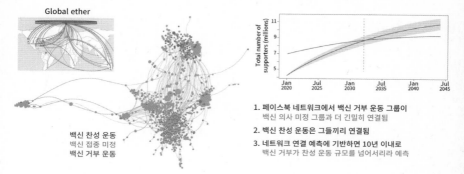

Global ether

Total number of supporters (millions)

1. 페이스북 네트워크에서 백신 거부 운동 그룹이 백신 의사 미정 그룹과 더 긴밀히 연결됨
2. **백신 찬성 운동은 그들끼리 연결됨**
3. 네트워크 연결 예측에 기반하면 10년 이내로 백신 거부가 찬성 운동 규모를 넘어서리라 예측

백신 찬성 운동
백신 접종 미정
백신 거부 운동

네트워크 기반 인포데믹 위험도 모델. 백신 거부 운동이 미래에 더 큰 영향력을 갖는다는 것을 예측했다.

우선 '백신에 대한 분노RAGE Against the Vaccines'와 같은 소모임들을 검색하여 백신에 대한 찬성 그룹과 반대 그룹을 찾아냈다. 이후 네트워크 정보를 분석해 이들이 백신에 대한 찬반 의견이 없는 일반 취미 그룹과 어떤 연결구조를 가지는지 파악했다. 백신 거부 그룹은 일반 네트워크와 더욱 긴밀한 연결구조를 가지며 왕성한 활동을 했다. 반면 백신 찬성 그룹은 그들 사이에서 연결성만 가질 뿐 그 의견이 일반인에게 전파되지는 않았다.

이렇게 세계 1억 명 사용자의 연결구조와 활동 빈도를 토대로 살핀 결과, 연구진은 2033년부터 백신 거부 움직임이 백신 찬성의 규모를 넘어설 것을 예측했다. 즉, 미래에 다가올 팬데믹에서는 백신 거부 운동이 점점 더 큰 걸림돌이 되리라는 점을 시사한다.

위험커뮤니케이션의 진화를 위하여

코로나19 종식에서 허위정보는 여전히 큰 문제이다. 백신 수급이 원활한 미국은 2021년 8월 기준 인구의 51.4%가 백신 접종을 했으나 허위정보는 크게 줄지 않고 있다. '백신을 통해 나노칩이 인체에 들어온다', '백신을 맞으면 수명이 줄어든다', '마스크에 특정 호흡기 관련 물질이 있다', '코로나19는 일반 감기와 크게 다르지 않다' 등의 루머는 백신 거부자들에게 여전히 지배적이다. 또한 미국에서는 공공기관을 이용할 때 요구되는 백신 접종 증명서를 위조하는 사례도 적발되고 있다.

이렇듯 코로나19 팬데믹은 위험커뮤니케이션 패러다임을 바꿔놓았다. 이전보다 적극적으로 시민의 대화를 듣고 우려를 파악함으로써, 긴급한 허위정보를 효과적으로 차단하려는 시도가 국제적으로 이뤄지고 있다. 범람하는 정보의 통제를 위해 즉각 대응해야 할 정보를 분류하려는 노력도 있었다. 또한 정보의 모니터링에 데이터 과학과 인공지능 기법이 적극 활용되고 있다. 코로나19 팬데믹이 종식되어도 비슷한 규모의 세계적 위협이 인류를 덮칠 가능성은 늘 상존한다. 앞으로는 정부 또는 국제기구와 시민 간 커뮤니케이션은 물론, 과학자들의 커뮤니케이션도 중요해질 것이다. 이번 팬데믹에서 효과를 보인 다양한 위험커뮤니케이션 기법들이 더욱 진화하여, 과학자들의 공동대응에 도움이 될 것이라 기대한다.

참고문헌

· 차미영. 2020. "코로나19 가짜뉴스에 맞선 데이터 과학." 코로나19 과학리포트 시즌1, Vol.18.

· Cha et al.. 2021. "Prevalence of Misinformation and Factchecks on the COVID-19 Pandemic in 35 Countries: Observational Infodemiology Study," *JMIR Human Factors* 8(1). https://humanfactors.jmir. org/2021/1/e23279.

· Eysenbach, Gunther. 2009. "Infodemiology and Infoveillance: Framework for an Emerging Set of Public Health Informatics Methods to Analyze Search, Communication and Publication Behavior on the Internet." *JMIR*, 11(1). https://www.jmir.org/2009/1/e11/.

· Johnson et al.. 2020. "The online competition between pro- and anti-vaccination views." *Nature,* https:// www.nature.com/articles/s41586-020-2281-1.

· Loomba et al.. 2021. "Measuring the impact of COVID-19 vaccine misinformation on vaccination intent in the UK and USA." *Nature Human Behavior,* 5: 337~348,https://www.nature.com/articles/s41562-021-01056-1.

· Singh et al.. 2021. "Misinformation, Believability, and Vaccine Acceptance Over 40 Countries: Takeaways From the Initial Phase of The COVID-19 Infodemic." *Social and Information Networks,* https://arxiv.org/ abs/2104.10864.

대학생이 본 팬데믹

'바이러스 팬데믹과의 전쟁' 세미나 후기

작성일 2021년 5월 7일
글 명소정 : 서울대학교 생명과학부 4학년

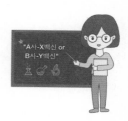

새로운 바이러스의 유행 뉴스를 처음 접했을 때는 '겨울이 끝나면 자연스레 사라지겠지'라고 생각했었다. 이것이 근거 없는 믿음이라는 것을 깨닫는 데는 얼마 걸리지 않았다. 1년이 넘게 지난 지금, 이제는 누구도 이 사태가 금방 진정될 거라고 말하지 않는다.

사스코로나바이러스-2 감염이 시작된 2019년 겨울, 필자는 교환학생 신분으로 싱가포르 난양이공대학교Nanyang Technological University에 머무르고 있었다. 당시 듣던 강의의 이름은 'RNA Structures and RNA Based Drug Development'. 본래 약물의 작용 기전에 대한 강의지만, 사태가 심각해지며 수업의 초점은 사스코로나바이러스-2 백신이나 치료제 쪽으로 자연스럽게 넘어갔다. 당시 수업을 담당한 우빈昊彬 교수님은 백신의 원리를 설명하는 데에서 그치지 않고, 현재 제약 회사들이 어떤 종류의 백신을 개발하고 있고 어디까지 진행되고 있는지 조사해

볼 기회를 제공해주셨다. 한번은 '두 제약 회사 중 어디에 투자하겠는가?'를 주제로 조별발표를 한 적도 있었다.

발표가 끝난 뒤 교수님의 질문에 우리는 모두 어안이 벙벙한 상태가 됐다. '네가 투자자라면 얼마나 투자할 것인지?'와 '얼마나 투자해야 백신 연구가 제대로 이뤄질 수 있을지?' 등의 질문에 대해 어떤 것에도 대답하지 못했기 때문이다. 필자를 포함한 학생 대다수는 백신의 안정성이나 과학적 예방 효과에만 초점을 두고 해답을 찾으려 했을 뿐이었다.

그는 학생들에게 팬데믹 극복을 위해서는 현장 과학자의 노력도 중요하지만, 더 넓은 시각에서 상황을 종합적으로 바라보는 자세가 필요하다고 강조했다. 예컨대 회사의 백신 개발 성공 확률은 물론, 개발 이후의 보관·이송 비용 등도 면밀히 따져보아야 한다는 것이다. 싱가포르 교환학생 경험은 과학의 문제를 사회적 관점에서도 고민해보는 계기가 되었다.

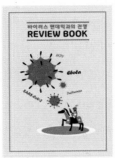

서울대로 돌아온 뒤에 또 한 번의 좋은 기회가 생겼다. 지난해 가을학기에 진행된 '서울대 기초교육원 학생자율세미나'다. 이 세미나는 김빛내리 기초과학연구원IBS RNA 연구단장(서울대 생명과학부 석좌교수)님의 지도하에 '바이러스 팬데믹과의 전쟁'이라는 주제로 진행됐다. 세미나는 단순히 생물학적 내

서울대 기초교육원 학생자율세미나 '바이러스 팬데믹과의 전쟁' 최종 프로젝트 결과.

용에만 그치지 않고, 팬데믹의 사회적 영향까지 폭넓은 주제를 다뤘다. 특히 세미나에 참여한 학생들의 과제 발표가 흥미로웠다. 여러 논문 및 문헌을 토대로 현 상황을 과학적으로 분석한 조도 있었고, 극본이나 소설을 쓴 조도 있었다.

안전성: 백신이 넘어야 할 최소한의 문턱

필자가 속한 조의 발표 주제는 '백신 개발의 도전과제'였다. 이 내용을 조금 소개해보고자 한다. 백신은 바이러스에 대항할 수 있는 강력한 수단이다. 운이 좋다면 바이러스 사태를 종결시킬 수 있는 확실한 무기가 된다. 그러나 개발에 많은 자원과 노력이 필요하며, 사스코로나바이러스-2 백신도 마찬가지다. 우리는 성공적 백신 개발을 위해 꼭 넘어야 할 장애물로 안전성, 전달성, 안정성을 꼽았다.

우선, **안전성은 개발된 백신이 넘어야 하는 최소한의 문턱**이다. 아무런 부작용이 없는 백신은 없다. 백신의 특성에 따라 투여 후 가벼운 발열이나 오한, 근육통이 나타날 수 있다. 그러나 이런 부작용은 대부분 경미한 치료만이 필요하거나 치료 자체가 필요 없는 경우도 많다.

문제는 백신 투여 후 바이러스에 감염되었을 때이다. 백신은 바이러스의 정보를 담은 성분을 포함하고 있다. 백신이 투여되면 인체는 바이러스에 대항할 항체를 생성한다. 항체가 바이러스 표면에 달라붙으면 바이러스가 다른 세포로 들어가지 못해 감염이 억제되는 원리이다.

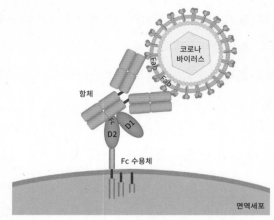

항체는 병원체에 따라 다른 모양을 갖는 Fab와 공통부분인 Fc로 나뉜다. 이 중 Fc가 일부 면역세포가 가진 Fc 수용체와 결합해야 면역세포 내로 유입될 수 있다.

하지만 항체가 바이러스 표면의 알맞은 자리에 붙지 않으면, 오히려 바이러스의 세포 유입을 활성화하게 된다.

항체는 공통부분인 Fc 부분과 병원체에 따라 다른 모양을 갖는 Fab 부분으로 나뉜다. 이 중 Fc 부분이 면역세포의 Fc 수용체와 상호작용할 수 있다. 둘 사이 상호작용이 일어날 수 있는 조건은 항체가 바이러스와 복합체를 이루고 있을 때이다. 만약 바이러스 표면의 잘못된 자리에 항체가 붙은 복합체가 존재할 경우, 병원성을 잃지 않은 바이러스가 Fc 부분과 Fc 수용체 간 상호작용을 통해 면역세포 내로 유입된다. 즉, 바이러스의 세포 감염을 가속하는 결과를 낳는다. 이러한 현상을 '항체의존면역증강Antibody Dependent Enhancement: ADE'이라 한다.

코로나19 백신에 대해서도 ADE는 예외가 아니다. 실제로 항체의 농도와 비례해 병증이 심화되는 등 항체가 코로나19 증상 악화에 영향을 준다는 연구결과도 나왔다(Tan et al., 2020). ADE의 대처 방안 중 하나로 환자에게 단일 항체monoclonal antibody를 다량 투입하는 방법이 있다. 단일 항체는 타깃이 되는 바이러스 표면 단백질에 특이적으로 붙도록 인공 제작된 항체이다. 따라서 단일 항체를 투여할 경우 ADE 억제에 상당한 효과를 줄 수 있다. 이 외에도 ADE가 일어나지 않도록 백신의 타깃 단백질을 선정하는 등의 다양한 연구가 진행되고 있다.

전달성: 적은 항원으로 높은 효율을 내는 백신

안전성이 보장된 백신이라 해도 투여 및 전달 방법에 따라 그 효율은 천차만별이다. 백신은 주사기 등 장비를 이용해 우리 몸으로 투여되어 면역 담당 세포에게 전달된다. 백신 개발의 관건은 광범위한 접종을 통해 집단면역을 이룰 수 있느냐다. 주사를 이용해서 백신을 투여하려면 숙련된 인력이 필요하다. 여기에 일정 수준의 면역력을 갖추는 데 필요한 용량과 투여 횟수가 많다면 문제가 더 복잡해진다. 이를 해결하려면 **비침습적 방법을 통한 백신 투여 기술, 적은 투여 횟수와 용량으로도 면역력을 보장할 수 있는 고효율 백신의 개발이 필요**하다.

주사를 대체할 방법으로는 경피주사법이 각광받는다. 피부 바로 아래 조직에 백신을 투여하는 방식이다. 피부는 외부와 접촉하는 제1장벽이므로 매우 효과적인 면역반응을 기대할 수 있다. 이 외에도 구강투여법과 비강분사법 등이 있다. 구강과 비강처럼 점막층에 직접 작용하는 방식으로 높은 효율성을 보인다는 특징이 있다.

한편 적은 항원으로도 높은 효율을 내기 위한 연구도 활발히 진행되고 있다. 충분한 면역반응을 위해서는 항원이 많이 필요하다. 다만 너무 많은 항원을 투여하면 자가 면역 반응 및 과면역반응이 유발될 수 있다. 이러한 문제 해결을 위해 항원을 적게 넣되, 면역보조제와 함께 전달 효율을 높이는 방법이 개발되고 있다. 더불어 세포막을 쉽게 통과할 수 있는 구조를 만들거나, 나노입자를 활용하는 방식도 연구 중이다. 더불어 나노입자를 활용해 항원을 전달하는 연구도 성공적으로 이뤄졌다(Theobald, 2020).

안정성: 백신을 안정적으로 공급할 전략

백신 개발에 성공했더라도 공급까지는 넘어야 할 산이 많다. 달리 말하면 백신 개발은 바이러스 극복의 끝이 아닌 시작이다. 우선 대다수 백신은 온도에 매우 민감하다. 아스트라제네카 백신은 2~8℃, 모더나 백신은 영하 20℃, 화이자 백신은 영하 70℃의 콜드체인이 필요하다. 이는 독감 등 다른 백신들보다 보관 및 유통이 까다로움을 의미한다. 주요 선진국들은 조금 더 발전된 수준의 콜드체인을 구축하고자 노력 중이다. 그러나 이러한 역량이 부족한 국가들에는 천문학적 규모의 유통 비용이 필요하다.

이런 시스템의 구축은 하루아침에 이뤄질 수 없다. 개별 연구자 수준의 과학적 발견보다는 사회 차원의 거시정책이 요구된다. 실제로 세미나에서도 대부분 같은 맥락의 주제들이 논의되었다. 학생들은 현 상황에 어떤 정책을 적용해야 할지, 어떤 사회적 노력이 이루어져야 할지 함께 고민했다. 발표가 끝나면 각 주제에 맞는 토론이 이어졌다. 여러 전공의 학부생들이 존재하는 만큼 다양한 관점에서 신선한 의견이 쏟아졌다. 코로나19로 인한 비대면 수업으로 인해 화면 너머에서만 이야기를 나눠야 한다는 게 안타까울 뿐이었다.

　　세미나를 통해 어떤 문제든 다양한 분야의 문제 해결 시도가 연계되어야 한다는 것을 배웠다. 한 분야에서 좋은 결과를 내더라도, 다른 분야의 결과물이 그것을 뒷받침해주지 못하면 효력이 사라진다. **백신을 개발하더라도 유통 능력이 없으면 무소용**인 것과 같은 이치이다. 한 분야의 문제에 대한 해답을 다른 분야에서 얻는 경우도 적지 않다. 예컨대 백신 비용 부담이라는 문제에 대해, 경제적 해법 대신 혁신적 연

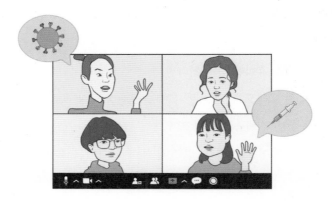

구를 통해 개발 비용을 줄이는 것 또한 대안이 되는 것처럼 말이다.

팬데믹 극복, 끝이 아닌 새로운 시작

하루 대부분을 집에서 보낸 지도 1년이 훌쩍 넘었다. 그동안 싱가포르 교환학생과 서울대 세미나를 통해, 다방면에 관심을 두는 것이 필요하다는 걸 깨달았다. 다만 지금의 내가 할 수 있는 일은 전공 외의 다른 공부를 해보거나 다양한 뉴스를 읽는 것 외에는 없다. 시작이 반이라고 하니, 새로운 깨달음을 얻었다는 것만으로도 내게는 중요한 소득이다. 향후 팬데믹 상황이 개선되면 좀 더 많은 분야의 깊은 영역으로 관심을 확장해보고자 한다.

필자는 올해 부장으로 활동하던 동아리의 활동을 쉬기로 했다. 1년 정도 비대면으로 동아리 활동을 해보았지만, 얼굴 한 번 제대로 본 적 없는 후배들과 화면으로만 소통하는 건 쉽지 않았다. 그 대신, 갑자기 생긴 여유 시간에 공부한다는 핑계로 못 해본 것들을 시작했다. 전공 이외 분야 책들을 읽고, 과제 때문이 아니라 스스로 쓰고 싶은 글을 쓰기도 했다. 언젠가 휴학을 하게 된다면 해봐야지 하고 미뤄뒀던 것들이다.

팬데믹은 오래도록 일상 한가운데에 자리 잡아 우리 세계의 많은 것을 바꿔놓았다. 처음에는 학교가 아닌 집에서 머무르는 상황이 시간을 버리는 것같이 느껴졌다. 그러나 돌이켜보면 그 모습이 달라졌을 뿐, '사라진 1년'이라고 치부하기에는 그래도 유의미한 일상을 계속 보내고 있었다. 할 수 없는 일에 대해 아쉬워하기보다, 이런 시기여서 할 수 있는 일을 찾고자 한다. 그렇다면 지금 같은 일상이 답답하게만 느껴지지 않을 것이다.

참고문헌

· Tan, W., Y. Lu, J. Zhang, J. Wang, Y. Dan, Z. Tan et al.. 2020. "Viral kinetics and antibody responses in patients with COVID-19." *MedRxiv*. https://doi.org/10.1101/2020.03.24.20042382.
· Theobald, N. 2020. "Emerging vaccine delivery systems for COVID-19: Functionalised silica nanoparticles offer a potentially safe and effective alternative delivery system for DNA/RNA vaccines and may be useful in the hunt for a COVID-19 vaccine." *Drug Discovery Today,* 25(9): 1556~1558.

대학생이 본 팬데믹 2
RNA 연구단 인턴 활동기

작성일 2021년 5월 12일
글 이성한 : 서울대학교 생명과학부 4학년

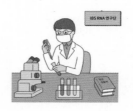

학부 1학년 때 일반생물학 교과서에서 본 '팬데믹'이라는 단어를 실제로 체험하게 될 줄은 상상도 못 했다. 2020년 3월 세계보건기구WHO의 팬데믹 선언으로 전공자들에게만 익숙했던 이 단어가 전 세계에서 모르는 사람이 없게 되었다.

필자는 코로나19 국내 확산 초기 대구의 본가에서 지내며 비대면 수업을 듣고 있어서 사태의 심각성을 직접 느낄 수 있었다. 그러나 다음 학기에 서울에 오니 이번엔 서울이 대구보다 더 많은 확진자가 발생했다. 이 전염병이 특정 지역이 아닌, 전 지구적으로 벗어나기 어려운 문제임을 실감했다.

생명과학부 학부생들은 연구를 직접 보고 배우는 현장 경험을 쌓기 위해 대부분 교내 연구실에서 인턴 활동을 한다. 작년에는 코로나19의 영향으로 이러한 활동이 전반적으로 주춤했다. 하지만 언제가 될지 모르는 팬데믹 종식까지 마냥 기다리고 있을 수는 없었다. 그렇게 작년 7월부터 김빛내리 기초과학연구원[IBS] RNA 연구단장님이 이끄는 연구실에서 인턴을 시작하게 되었다.

팬데믹 상황에서의 연구실

팬데믹 시기 연구실의 모습은 평상시와는 사뭇 달랐다. 일주일에 한 번 있는 랩 미팅부터 국제 학회까지 모두 화상 또는 온라인으로 이뤄졌다. 물론 화면 속 사람과 의견을 나누는 일은 좀처럼 익숙해지지 않았다. 다만 직접 해외로 나가야 하는 기존의 대면 학회보다 접근성이 높아졌다는 장점은 있었다. 학교 수업 또한 비대면으로 진행됐기에 대학원생과 인턴들이 모두 연구실에서 수업을 듣고 시험을 보는 진풍경이 펼쳐지기도 했다.

사실 필자가 인턴을 신청할 때까지만 해도 RNA 연구단에서 발표한 사스코로나바이러스-2 관련 연구성과는 없었다. 그런데 얼마 후 유전체

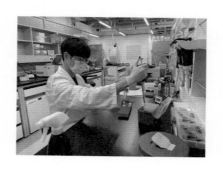

와 전사체 분석을 통해 사스코로나바이러스-2[SARS-CoV-2] 고해상도 유전자 지도를 완성한 논문이 발표되었다(Kim et al., 2020). 연구실에 들어가보니 정기 랩 미팅 외에 바이러스

미팅이 따로 있을 만큼 연구가 활발히 이뤄지고 있었다. 많은 우수한 연구원들이 사스코로나바이러스-2 연구에 매진하는 것을 보며, 사태의 조속한 진정을 위해 과학계에서 얼마나 노력하고 있는지 실감했다.

인턴 시작 직후 앞으로 참여할 프로젝트를 선택했다. 가능한 선택 지는 두 가지였다. 하나는 RNA 연구단의 주력 분야인 마이크로 RNAmiRNA였고, 다른 하나는 막 연구가 시작된 사스코로나바이러스-2 관련 프로젝트였다. 후자의 경우 우리 연구실에서는 미개척 분야라는 점에서 고민이 되었지만, 인류의 가장 긴박한 문제를 과학의 힘으로 해 결하는 숭고한 작업에 참여하고 싶었고, 이때가 아니면 없을 기회라는 생각도 들었다. 그렇게 사스코로나바이러스-2 연구팀에서 인턴 활동을 하게 되었다.

사스코로나바이러스-2 nsp2의 기능을 찾아서

사스코로나바이러스-2의 껍질 안에서는 gRNA(유전체RNA·genomic RNA)라고 부르는 RNA가 바이러스의 유전 정보를 암호화한다. gRNA 는 숙주세포로 들어가 분자 시스템에 의해 번역되어 27개의 바이러스 단백질을 만들어낸다. 이렇게 만들어진 단백질들은 각각 다른 기능을 수행하며 바이러스의 생존과 증식을 매개한다. 이 중 16개의 비구조단 백질nsp이 바이러스의 복제를 주도하는 것으로 알려져 있다(Astuti & Ysrafil, 2020). 필자가 참여하는 프로젝트에서는 다른 코로나바이러스

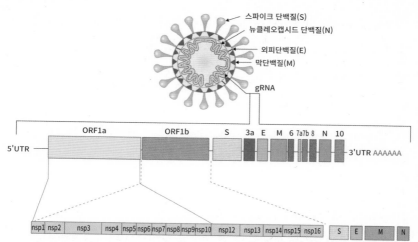

스파이크 단백질(S)
뉴클레오캡시드 단백질(N)
외피단백질(E)
막단백질(M)
gRNA

ORF1a   ORF1b   S   3a E   M   6 7a7b 8   N   10
5'UTR   3'UTR AAAAAA

nsp1 nsp2   nsp3   nsp4 nsp5 nsp6 nsp7 nsp8 nsp9 nsp10   nsp12   nsp13 nsp14 nsp15 nsp16   S   E   M   N

사스코로나바이러스-2는 16개의 비구조단백질(nsp)을 포함하여 스파이크단백질(S), 뉴클레오캡시드단백질(N), 외피단백질(E), 막단백질(M) 등 총 27개의 단백질을 가지고 있다. 다른 단백질과 달리 nsp2의 기능에 대해서는 아직 명확히 밝혀지지 않았다(Rastogi et al., 2020).

단백질들과 달리 현재까지도 그 기능에 대한 이해가 미진한 nsp2 non-structural protein 2에 초점을 맞춰 연구하고 있다.

특정 유전자나 단백질 기능 탐구에 가장 유용한 생물학적 방법은 기능을 없앤 변이체knockout mutant를 만든 후 그 변이에서 표현형을 관찰하는 것이다. 즉, nsp2의 기능을 알기 위해서는 이 단백질을 암호화하는 유전자를 없앤 바이러스의 특징을 정상 바이러스와 비교하면 된다. 이와 함께 특정 단백질과의 결합을 못하게 만든 변이, 특정 세포 내 구역으로 위치하지 못하게 만든 변이 등을 활용할 수도 있다.

유전체 변이 바이러스 제작에는 몇 가지 단계가 필요하다. 우선, 바이러스 유전체를 박테리아 플라스미드와 같이 조작하기 쉬운 전달체로 옮긴 후 유전자 삽입·삭제·치환 등 원하는 변이를 일으켜야 한다. 이렇게 만들어진 변이 유전체는 DNA 상태다. 사스코로나바이러스-2의 유전체는 RNA이므로, 세포 외 전사in vitro transcription 기술을 이용하여 DNA로부터 RNA 유전체를 만들어야 한다. 마지막으로 이러한 변이 RNA 유전체를 바이러스에 감염될 수 있는 숙주세포에 주입하면 RNA로부터 바이러스 단백질이 번역되고, 유전체가 복제되면서 변이 바이러스가 생산된다(Xie et al., 2020). 필자가 속한 연구팀은 이렇듯 nsp2 변이 바이러스를 이용해 nsp2 기능을 규명하고 바이러스를 이해하고자 노력 중이다.

팬데믹에 대처하는 과학자들의 자세

살아 있는 사스코로나바이러스-2를 다루는 실험은 모두 생물 안전 3등급BSL3 이상의 연구 시설에서 이루어져야 한다. 특별한 교육을 받은 연구자만 방호복을 입고 실험에 참여할 수 있다. 다행히 서울대 관악캠퍼스 인근의 국제백신연구소[IVI]와 협력하여 BSL3 시설을 이용할 수 있었다.

그런데 RNA 생물학 연구실은 원래 고위험 바이러스를 다루지 않았기 때문에, 사스코로나바이러스-2 연구 초창기만 해도 BSL3 실험이 가능한 연구자가 없었다. 따라서 질병관리청 등과 협력하여 비활성화된 바이러스 샘플을 받아 실험을 진행했다. 하지만 이러한 방식으로는 연구에 한계가 있어 많은 연구원이 BSL3 실험에 자원했고, 현재 직접 BSL3 실험을 진행하고 있다. 위험에 노출될 수도 있는 실험에 선뜻 나서는 연구실 선배들에게 존경심이 들었다.

우리 연구실뿐만 아니라 전 세계의 많은 과학자들이 이렇게 자신의 몸을 돌보지 않고 사스코로나바이러스-2 연구에 나서고 있다. 그럼으로써 인류는 갑자기 출현한 신종 바이러스의 정체를 빠르게 파악할 수 있었다. 원래 바이러스를 다루지 않던 연구자들도 각자가 가진 강점을 최대한 발휘하면서 바이러스의 비밀을 풀고 팬데믹 사태 진정을 위해 노력하고 있다.

단 1년 만에 개발에 성공한 백신은 과학자들의 이러한 노력이 결실을 맺은 것이다. 이례적으로 빨랐던 속도뿐만 아니라 최초의 mRNA 백신을 개발했다는 점도 의의가 크다. 이번 사스코로나바이러스-2 백신은 무엇보다 팬데믹을 종식시킬 무기이기 때문에 중요하다. 그러나 앞으로 다른 바이러스가 인류를 위협하더라도 신속하고 효과적으로 대처할 수 있는 기술을 확립했다는 점이 더욱 고무적이다. 또한 백신의 개발은 RNA 합성 및 전달 기술 등 수많은 부수 기술들의 발전을 동반한다. mRNA를 통한 유전자 치료 등 많은 분야의 발전이 기대되는 이유이다.

글을 마치며

생명과학 전공 학부생으로서 팬데믹 시기 사스코로나바이러스-2 연구의 최전선에 참여할 수 있었던 것은 큰 영광이었다. 기초과학이 우리 일상생활과 얼마나 밀접한 연관이 있는가를 이번에 새롭게 느낄 수 있었다. 한편으로는 뛰어난 선배 연구자들과 가치 있는 연구에 참여하고 있다는 생각에 자부심이 생기기도 했다. 밤을 새워가며 석학들의 발표를 들은 것도 소중한 경험이었다. 시차 때문에 온라인 학회를 새벽에 참여해야 했지만, 피곤함도 잊은 채 세계의 과학자들이 벌이는 인류 문제 해결을 위한 열띤 토론을 흥미진진하게 지켜보았다. 이렇게 얻은 경험과 감동은 향후 과학 발전과 인류 문제 해결에 기여할 생명과학 연구자로 성장하는 데 든든한 자양분이 되리라 믿는다. 글을 마치면서 이러한 배움의 기회를 주신 김빛내리 단장님과 연구실분들께 감사를 전한다.

참고문헌

· Astuti, I. and Ysrafil. 2020. "Severe Acute Respiratory Syndrome Coronavirus 2(SARS-CoV-2): An overview of viral structure and host response." *Diabetes & metabolic syndrome*, 14: 407~412.
· Kim et al.. 2020. "The Architecture of SARS-CoV-2 Transcriptome." *Cell*, 181: 914~921.
· Rastogi, M., N. Pandey, A. Shukla et al.. 2020. "SARS coronavirus 2: from genome to infectome." *Respir Res*, 21: 318. https://doi.org/10.1186/s12931-020-01581-z
· Xie et al.. 2020. "An Infectious cDNA Clone of SARS-CoV-2." *Cell Host & Microbe*, 27: 841~848.

맺는 글

포스트 코로나와 한국바이러스기초연구소

작성일
2021년 8월 6일
글
최영기 : 기초과학연구원 한국바이러스기초연구소 소장

아마 이제는 초등학생도 코로나19의 원인체가 '코로나 바이러스'라는 것을 알 것이다. 그만큼 코로나19는 우리 사회의 상식이 되었다. 하지만 **"바이러스는 어떤 존재일까? 어디에 있다가 갑자기 나타난 것일까?"** 라는 근본적 질문에는 답하기가 쉽지만은 않다. 교과서적인 답은 이렇다.

"동물·식물·세균 등 살아 있는 세포에 기생하고, 세포 안에서만 증식할 수 있는 미생물. 크기는 20~400nm(나노미터)이고, 병원체病原體가 되는 것도 있음. 보통 RNA, DNA 등 핵단백질을 주요 성분으로 하며, 생물의 체세포에 대한 친화성이 매우 강함."

이 추상적인 문장을 조금 더 친절하게 기술할 수는 없을까? 만약 필자라면 "바이러스는 가장 원시적이면서도 살아 있는 생명체지만 홀로(단독으로) 존재하지 못하는, 가장 우리를 닮은 생명체"라고 표현할 것이다.

위험 바이러스는 약 50만 종, 인류가 밝혀낸 건 0.2%뿐

바이러스는 숙주에 매달려 비겁하지만 치열하게, 우리와 같이 있으려 노력한다. 바이러스는 항상 우리의 곁에 존재한다. 다만, 바이러스가 너무 욕심을 부려 빨리 증식하려 하면, 감염된 숙주가 병들거나 죽음에 이른다. 궁극적으로는 바이러스 자신도 증식을 이어갈 수 없다. 하지만 바이러스가 욕심을 내려놓고 숙주를 적당히 이용한다면, 숙주와 함께 오랜 기간 생존할 수 있다. 인플루엔자가 그 대표적 예다.

2003년 중증급성호흡기증후군^{SARS}(사스)이 발생했을 때, 철저한 방역에 막혀 바이러스는 인체에 적응하지 못하고 새로운 감염 숙주도 찾지 못했다. 결국 인류에게 치명적인 바이러스라는 기록만 남기고 사라졌다. 반면, 1918년 나타난 인플루엔자 바이러스는 2021년 현재도 독감 바이러스라는 이름으로 우리와 함께 하고 있다. 무서운 생명력이다.

에이즈, 에볼라, 인플루엔자, 사스, 메르스, 그리고 코로나19에 이르기까지 우리는 많은 바이러스성 질병을 경험했다. 하지만 이는 전체 병원성 바이러스에 비하면 매우 작은 규모이다. 조나 마제트$^{Jonna\ Mazet}$ 미국 데이비스캘리포니아대(UC데이비스) 교수에 의하면, 위험한 바이러스는 약 50만 종이 넘지만 인류가 병원성을 규명한 것은 겨우 0.2%뿐이라고 한다.

그간 팬데믹을 일으킨 많은 질병(1918년 스페인독감, 2009년 신종플루, 2009년 코로나19)의 바이러스는 원래 동물 곁에만 있었다. 그런데 인류의 무분별한 환경 파괴와 도시화가 큰 변화를 낳았다. 바이러스에 감염된 동물이 사람과 접하는 빈도가 높아지면서 동물에서 사람으로 바이러스가 전파된 것이다. 이들 중 일부는 새로운 감염숙주(인류)에 잘 적응하여 생명력을 이어가지만, 또 다른 일부는 치명적인 질병을 유발한다. 세계보건기구^{WHO}가 가까운 미래에 인류를 위협할 수 있는 바이러스성 질환으로 경고하는 것만 10종 이상이다. 이들 중 다수는 이름조차 생소하다. **인류는 앞으로도 계속 바이러스로부터 위협을 받을 것이라는 의미이다.**

2016년 5월 현재로서 추가 조치가 필요한 심각한 바이러스		

치쿤구니야 바이러스

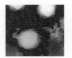

중증열성혈소판
감소증바이러스

지카 바이러스

2016년 5월 현재 R&D 블루프린트에서 시급히 해결해야 한다고 지정한 바이러스		

크림-콩고 출혈열
바이러스

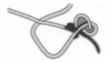

필로 바이러스

인간을 감염시키는
고병원성 신종 코로나
바이러스
(메르스 & 사스)

니파 바이러스

리프트밸리열 바이러스

라사열 바이러스

세계보건기구가 가까운 미래에 인류를 위협할 수 있는 치명적인 질병을 일으킬 수 있다고
지목한 바이러스들(WHO).

바이러스에 대항하는 과학자들

이런 이유에서 미국, 영국, 호주, 중국 등은 이미 국가가 지원하는 바이러스 전문 연구기관을 다수 운영하고 있다. 최근 뉴스를 통해 많이 접한 미국 국립알레르기전염병연구소NIAID, 영국 국립바이러스센터 National Virology Center, 호주 도허티연구소Dohergy Institute, 중국 우한바이러스연구소Wuhan Institute of Virology 등이 대표적이다.

물론 우리나라에도 보건복지부(국립감염병연구소), 농림축산식품부(농림축산검역본부), 환경부(국립야생동물질병관리원) 등 정부 부처 산하의 다양한 연구기관이 있다. 그러나 이 기관들은 대부분 이미 발생하여 문제가 되는 바이러스 질병을 막기 위한 연구에 중점을 둘 수밖에 없다 (예: 현재의 SARS-CoV-2, 아프리카돼지열병, 고병원성의 조류인플루엔자 바이러스 질병 등). 즉, 당면 현안 해결에만 집중할 뿐, 미지의 바이러스를 예측하고 선제적으로 대응하는 노력은 아직 부족하다는 의미이다.

우리가 알던 질병에 대한 기존 상식은 하나하나 깨지고 있다. 코로나19가 특히 그렇다. "호흡기 질병은 보통 겨울철에 발생하여 더운 여름철에는 거의 사라진다"라든가 "팬데믹 전에는 어느 정도 인체 간 감염이 발생하여 적응하는 기간이 필요하다" 등의 기존의 정설을 무너뜨렸다. 게다가 변이 바이러스의 발생도 빈번해지고 있다. 따라서 이에 대한 새로운 과학적 접근 및 병인기전에 대한 기초지식 축적이 더욱 요구된다.

IBS 한국바이러스기초연구소의 출범

이러한 배경에서 국내 유일 기초과학 전담 연구기관인 기초과학연구원[IBS]은 1년여의 준비를 거쳐 2021년 7월 1일 한국바이러스기초연구소를 출범시켰다. 한국바이러스기초연구소는 기초원천연구 역량을 키워 새로운 바이러스 및 바이러스성 질환에 대한 선제적 대응전략을 제시하고자 한다.

한국바이러스기초연구소는 2개의 연구센터로 구성된다. 필자가 이끄는 '신·변종 바이러스 연구센터'는 다양한 신·변종 및 인수공통 바이러스의 병인기전을 규명하고, 신규 진단기법 및 치료기술 개발연구를 수행할 것이다. 신의철 센터장이 10월부터 이끌 '바이러스 면역 연구센

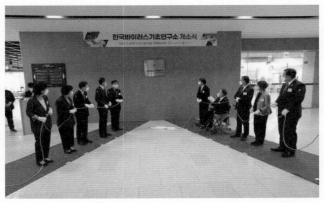

2021년 7월 6일 기초과학연구원은 한국바이러스기초연구소의 본격 출범을 알리는 개소식을 개최했다. 개소식에 참여한 내빈들이 현판식을 진행하고 있다.

터'는 바이러스에 대한 면역반응 및 면역병리 기전을 밝힐 것이다. 더불어 새로운 플랫폼의 바이러스 발생 예측·제어 기술을 연구할 새로운 센터의 출범도 계획하고 있다.

바이러스는 세계가 함께 고민해야 할 문제

1995년 개봉한 영화 〈아웃브레이크〉는 아프리카에서 시작된 '모타바 바이러스'가 미국까지 확산되는 과정을 다뤘다. 26년 전 개봉한 영화에서 묘하게 코로나19 팬데믹이 겹쳐 보인다. 이뿐만 아니라 〈컨테이젼〉, 〈인페르노〉 등 신종 바이러스를 다룬 영화들은 모두 '바이러스는 지역을 넘어 세계가 함께 고민해야 할 문제'라고 지적한다. 세계 어

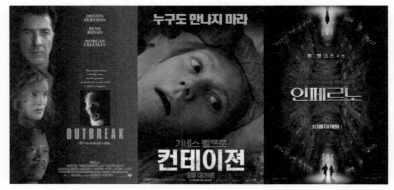

〈아웃브레이크〉, 〈컨테이젼〉, 〈인페르노〉등 인류를 위협하는 신종 바이러스를 모티브로 한 영화들은 바이러스의 확산이 한 지역의 문제가 아닌 전 세계의 문제라는 것을 보여준다. 현실도 이와 마찬가지다.

느 곳에서 바이러스가 등장해도, 고도화된 교통수단을 통해 어디로든 전파가 가능한 시대가 됐다. 그러므로 국내 발생 바이러스는 물론, 아직 국내에 보고되지 않은 새로운 바이러스에도 관심을 가져야 한다.

안타깝게도 바이러스 연구는 평상시에는 인기가 없다. 이번 코로나19처럼 바이러스성 질환이 창궐하는 예외적 경우에만 대중의 관심을 받는다. 그래서 연구비도 적고, 연구 특성상 실험과정에 위험도 따른다. 우리나라에 바이러스 연구자 수가 매우 적은 이유이다. 언젠가 필요하지만, 언제나 필요한 필수품 같은 학문은 아닌 것이다. 백화점의 특별전 혹은 매장 한구석에 놓인 구색 맞추기용 전시 상품 정도로 여겨질 때가 많다.

하지만 바이러스성 질병은 한번 발생하면 모든 사회·경제활동을 마비시킬 정도의 재난을 야기할 수 있다. 따라서 바이러스 및 질환 극복 연구는 이제 선택이 아닌 필수가 됐다. 다만 질병에 대한 기초지식은 단시간에 만들어지지 않는다는 것이 문제다. 중장기 전망에서 젊은 연구자들을 꾸준히 키우고 지원해야만 해외처럼 우수한 연구자 풀을 만들 수 있다. 아울러 공들여 키운 연구자 풀을 잘 유지하는 것도 중요하다. 그래야만 미래에 다가올 미지의 감염병, Disease-X에 대한 국가 경쟁력 확보 및 백신주권 확립을 기대할 수 있다.

소화기를 만드는 장인의 심정으로

언젠가 TV 다큐멘터리에서 화재 진압에 쓰는 소화기를 만드는 사람의 이야기를 본 적이 있다. 이마에 땀방울이 가득 맺힌 작업자가 마지막으로 한 말은 지금도 잊을 수 없다. 그는 "이렇게 힘들게 만든 소화기가 불을 끄는 데 사용되기보다는, 수명이 다할 때까지 한 번도 쓰지 않고 폐기되기를 간절히 소망한다"고 말했다.

누군가는 왜 발생 가능성도 낮은 질병의 기초연구에 그렇게 많은 시간과 연구비를 쓰냐고 물을 수도 있다. 우리 연구의 목적은 질병 탐구를 치료제와 백신 개발로 이어 국민의 안전을 지키는 것이다. 하지만 이 연구가 한 번도 쓰이지 않고 기한 만료로 폐기될 수도 있다. 그러면 잘못된 예측에 따른 투자로 혈세를 낭비했다는 비난을 받을 수 있다. 이보다는 백신이 필요 없을 정도로 큰 위협이 생기지 않아 다행이라고 이해되는 문화가 조성되어야 한다. 바이러스 연구는 어쩌면 국가를 지킬 소화기를 만드는 기술과 같은 것일지도 모른다.

이제 팬데믹 이후를 준비해야 할 때이다. '위드 코로나', 즉 바이러스와 공존하더라도 최소한 이들을 다스릴 수 있는 위치에는 올라야 한다. 또한 코로나19처럼 아무 준비 없이 속수무책으로 바이러스에 당하는 우를 되풀이해서도 안 된다. 한국바이러스기초연구소는 이제 막 걸음마를 시작했다. 많은 국민들이 연구소 출범에 지지와 격려를 보내주셨다. 신·변종 바이러스 질환과의 전쟁은 이제 본격화되었다. 얼마나 길어질지는 누구도 예상할 수 없다. 우리는 축적된 기초연구 지식을 무기로 삼아 전쟁의 선봉에 서고자 한다.

코로나 사이언스: 팬데믹에서 엔데믹으로

ⓒ기초과학연구원, 2021 Printed in Seoul, Korea

초판 1쇄 찍은날 2021년 11월 4일
초판 1쇄 펴낸날 2021년 11월 11일

기획	기초과학연구원 심시보·배대웅·권예슬·박유진
지은이	고규영·권예슬·김빛내리·김호민·명경재·신의철·심시보·안광석·엄재구·이보영·이재현
	이준이·이창준·이효정·차미영·천진우·최영기·강석·김태영·김정모·명소정·안지훈·이성한
	이창섭·정민경·정지용
펴낸이	한성봉
편집	하명성·신종우·최창문·이종석·조연주·이동현·김학제·신소윤
콘텐츠제작	안상준
디자인	정명희
마케팅	박신용·오주형·강은혜·박민지
경영지원	국지연·강지선
펴낸곳	도서출판 동아시아
등록	1998년 3월 5일 제1998-000243호
주소	서울시 중구 퇴계로 30길 15-8 [필동1가 26] 무석빌딩 2층
페이스북	www.facebook.com/dongasiabooks
전자우편	dongasiabook@naver.com
블로그	blog.naver.com/dongasiabook
인스타그램	www.instargram.com/dongasiabook
전화	02) 757-9724, 5
팩스	02) 757-9726

ISBN   978-89-6262-400-7 03510

※ 잘못된 책은 구입하신 서점에서 바꿔드립니다.

만든 사람들

편집	김경아·최창문
크로스교열	안상준
디자인	안성진
일러스트	김나리